AF143008

Organisation und Recht des Rettungswesens

Band 9

Herausgegeben von Prof. Dr. Gerhard Nadler

Kenntnisse zur Herz-Lungen-Wiederbelebung und Bereitschaft zur regelmäßigen Auffrischung relevanten Wissens einer Bevölkerungsgruppe in Berlin-Friedrichshain

David Nieth

Diplomica Verlag

Nieth, David: Kenntnisse zur Herz-Lungen-Wiederbelebung und Bereitschaft zur regelmäßigen Auffrischung relevanten Wissens einer Bevölkerungsgruppe in Berlin-Friedrichshain. Organisation und Recht des Rettungswesens. Band 9, Hamburg, Diplomica Verlag 2021

Buch-ISBN: 978-3-96146-860-7
PDF-eBook-ISBN: 978-3-96146-360-2
Druck/Herstellung: Diplomica Verlag, Hamburg, 2021

Bibliografische Information der Deutschen Nationalbibliothek:
Die Deutsche Nationalbibliothek verzeichnet diese Publikation in der Deutschen Nationalbibliografie; detaillierte bibliografische Daten sind im Internet über http://dnb.d-nb.de abrufbar.

© Diplomica Verlag, Imprint der Bedey & Thoms Media GmbH
Hermannstal 119k, 22119 Hamburg
http://www.diplomica-verlag.de, Hamburg 2021
Printed in Germany

Über diesen Band

Der Plötzliche Herztod (PHT) gehört sowohl in Deutschland als auch europaweit zu den führenden Todesursachen von Menschen über 40 Jahren. Die Basisreanimation, oftmals durchgeführt von Laien, als sog. Laienreanimation (LR), ist essenzieller, wenn nicht sogar der wichtigste Pfeiler in der präklinischen Versorgung des PHT.

Um einen Einstieg in die Thematik zu geben, soll zunächst auf den aktuellen Stand der Forschung in Europa und in Deutschland eingegangen werden. Studien belegen zum Teil deutliche länderspezifische Unterschiede bei den Quoten für LR mit 13 Prozent (%) im schlechtesten, bis hin zu 82 % im besten Fall. Deutschland befindet sich mit 42,0 % im Jahr 2019 im unteren Mittelfeld. Weiters wird ein Überblick über bereits existierende Programme zur Verbesserung der Quote für LR gegeben und der rechtliche Rahmen erläutert

Ziel dieser Arbeit war es zum einen, den IST-Kenntnisstand einer bestimmten Bevölkerungsgruppe in Berlin-Friedrichshain zu erfragen und abschließend die Bereitschaft für eine regelmäßige, z. B. jährliche Fortbildung in Erste Hilfe, spezieller der Basisreanimation, zu eruieren. Zu diesem Zweck wurde im „Face-to-Face"-Verfahren eine Erhebung mit 120 Teilnehmern (TN) im Alter von 40 bis 70 Jahren durchgeführt. Ausgewählt wurde diese Personengruppe, da durch den teilweisen Ausfall dieser jedes Jahr ein massiver volkswirtschaftlicher Schaden entsteht. Zum anderen sollte mit einer abschließenden Frage die Bereitschaft für eine regel-mäßige, z. B. jährliche Fortbildung in Erste Hilfe, spezieller der Basisreanimation erfragt werden.

Das Ergebnis bestätigt eine vorangegangene Untersuchung in Deutschland aus dem Jahr 2018: das Wissen ist ausbaufähig; die Bereitschaft mit mehr Eigen-initiative, durch die hier untersuchten und adressierten Laien, den aufgedeckten Wissenslücken zu begegnen besteht. Durch eine weiterführende kritische Ein-ordnung der Ergebnisse in den wissenschaftlichen Kontext, anhand der im Vorfeld herausgearbeiteten Literatur könnten praktische Implikationen, sowie Ansatzpunkt für weiterführende Forschungsarbeit geliefert werden.

Ferner konnte ein direkter Zusammenhang zwischen dem Absolvieren eines Erste-Hilfe-Kurses innerhalb des letzten Jahres und einem signifikant besserem Ab-schneiden in nahezu allen Fragen der Erhebung nachgewiesen werden. Dies unter-streicht den Ansatz einer regelmäßigen Fortbildung, z. B. primär, jährlich für alle Führerscheinbesitzer und im weiteren Verlauf für alle Erwachsenen Menschen der Bundesrepublik Deutschland.

Über den Herausgeber

Herausgeber der Reihe ist Prof. Dr. Gerhard Nadler. Er hat an der DHGS - Deutsche Hochschule für Gesundheit & Sport, Berlin, seit Sommersemester 2012 die Professur für „Organisation und Recht des Rettungswesens" inne.

In dieser Reihe werden wissenschaftliche Aufsätze, wissenschaftliche Studien, Abschlussarbeiten von Studierenden und Referate, gehalten auf Symposien, die im engeren oder weiteren Sinne im Kontext mit der Organisation bzw. dem Recht des Rettungswesens stehen, publiziert.

Über den Autor

David Nieth, B.Sc., studierte von Wintersemester 2016/17 bis Wintersemester 2020/21 an der Deutschen Hochschule für Gesundheit & Sport am Campus Unna im Studiengang „Präklinische Versorgung und Rettungswesen". David Nieth ist gegenwärtig als Rettungsassistent, als Trainer für medizinische Notfallsimulation sowie im Bereich der Erste-Hilfe - Ausbildung tätig.

Beim vorliegenden Werk handelt es sich um die geringfügig überarbeitete Bachelorarbeit des Verfassers, die im Wintersemester 2020/21 an der Deutschen Hochschule für Gesundheit & Sport vorgelegt wurde. Erstbetreuer war Prof. Dr. Gerhard Nadler. Zweitbetreuer war Dr. med. Robert Wunderlich (Universität Tübingen).

Kontaktadresse des Herausgebers:

Email: Prof.Gerhard.Nadler@gmx.net

Briefpost: Postfach 1332, D-82003 Unterhaching

Inhaltsverzeichnis

Abbildungsverzeichnis

Tabellenverzeichnis

Glossar

Abkürzungsverzeichnis

Abbildungsverzeichnis

Tabellenverzeichnis

Glossar

Aus Gründen der besseren Lesbarkeit wird auf die gleichzeitige Verwendung männlicher und weiblicher Sprachformen verzichtet. Das generische Maskulinum gilt gleichermaßen für jedes Geschlecht.

Inzidenz	Begriff aus der Epidemiologie, Anzahl neu aufgetretener Krankheitsfälle innerhalb einer definierten Population
Outcome	abschließendes Ergebnis einer Therapie
Asystolie	Nulllinie im EKG, keine messbare elektrische Herzaktivität mehr vorhanden

Abkürzungsverzeichnis

%	Prozent
§	Paragraph
Abs.	Absatz
AED	Automatisierter externer Defibrillator
AG1	Altersgruppe 1
AG2	Altersgruppe 2
AG3	Altersgruppe 3
Anmerk.	Anmerkung
BRD	Bundesrepublik Deutschland
bspw.	beispielsweise
ca.	circa
CPC	Cerebral-Performance-Category-Score
d.	des
HKS	Herz-Kreislaufstillstand
KHK	Koronare Herzkrankheit
LR	Laienreanimation
L-CPR	Laienreanimation
m	Meter
Min.	Minuten
NA	Notarzt
NS1	Notfallsituation #1
NS2	Notfallsituation #2
NS3	Notfallsituation #3
OHCA	Out of hospital cardiac arrest
PHT	Plötzlicher Herztod
PLZ	Postleitzahl
Q+Zahl	Frage im Fragebogen
ROSC	Return of spontaneous circulation
RTW	Rettungswagen
SARS-CoV-2	Severe Acute Respiratory Syndrome Coronavirus 2
SCD	Sudden Cardiac Death
sog.	sogenannt

T-CPR	Reanimation unter Anleitung des Leitstellendisponenten (hier „Telefon-CPR")
TN	Teilnehmer
u. a.	unter anderem
Verf.	Verfassers
z. B.	zum Beispiel

1 Einleitung

1.1 Problemaufriss

Bestandteil der Ausbildung in Erste-Hilfe-Kursen ist u. a. der Basic Life Support (BLS) und die dazugehörige Basisreanimation. Dazu gehören Maßnahmen wie:

1. Notfall erkennen und Notruf absetzen [1],
2. „Kreislaufunterstützung durch Thoraxkompression,
3. Aufrechterhaltung offener Atemwege,
4. Unterstützung der Atmung ohne zusätzliche Geräte sowie
5. [der; Anmerk. d. Verf.] Einsatz automatisierter externer Defibrillatoren (AED)." [2]

Das entschlossene und sofortige Anwenden dieser Maßnahmen wird auch von medizinischen Laien, dann als sog. Laienreanimation (LR), verlangt und gilt als fundamentaler und wichtiger Einflussfaktor für das Überleben von Patienten mit einem plötzlichen Herz-Kreislauf-Stillstand (HKS). Durch einen entschlossenen, möglichst sofortigen Beginn der Reanimationsmaßnahmen durch Laien, lassen sich Überlebensquoten steigern und bleibende Schäden am Gehirn der Überlebenden abwenden [3].

Rückblick: 2012 titelt das deutsche Nachrichtenportal *Der Spiegel*: „Deutsche verweigern Erste Hilfe" und bezieht sich in seiner Aussage auf eine Studie des Deutschen Reanimationsregisters aus dem Jahr 2012, wonach im Zeitraum 2004 bis 2011 weniger als ein Fünftel der Deutschen bei einem sog. Plötzlichen Herztod (PHT) mit Maßnahmen des BLS und der Basisreanimation beginnen [4].

Nach einer Forsa-Umfrage zu dem Thema „Erste Hilfe und Wiederbelebung" aus dem Jahr 2018 fühlen sich 40 % der Befragten nicht in der Lage lebensrettende Sofortmaßnahmen einzuleiten. Mit 79 % ist die Angst falsch zu handeln, bzw. die Situation zu verschlimmern, als Begründung hierfür an oberster Stelle, gefolgt von Unwissen über lebensrettende Sofortmaßnahmen mit 66 %. Demgegenüber werden Erste-Hilfe-Kurse und die Fähigkeit auf etwaige Notfälle angemessen reagieren zu können von 74 % der Teilnehmer (TN) als „sehr wichtig" eingestuft [5]. 2018 bestätigen *Meisy/Leberle/Graf*, dass die Bereitschaft, die lebensrettende Basisreanimation einzuleiten besteht, das theoretische und praktische Wissen darüber allerdings mangelhaft ist. Positiv wird die - zumindest kurzzeitige - Effektivität von regelmäßigen Auffrischungskursen belegt. Ebenfalls wird die Idee einer regelmäßigen Fortbildung in Erster Hilfe, z. B. für alle Menschen mit Führerschein, geäußert [6]. Informationen über Studien und Maßnahmen, welche sich intensiver mit der Frage nach regelmäßigen Erste-Hilfe-Fortbildungen für breite Bevölkerungsgruppen beschäftigen, liegen dem Autor bis dato nicht vor. Wie also weiter vorgehen?

1.2 Erkenntnisinteresse und Fragestellung

Ziel dieser Abschlussarbeit ist zum einen die Identifikation von Kenntnislücken und Defiziten einer Untergruppe der Bevölkerung in Berlin-Friedrichshain im Bereich der Ersten Hilfe, spezieller der Basisreanimation . Zum anderen wird erfragt, ob der Bürger im Allgemeinen ein Interesse daran hat, dieser Kenntnislücken unter Aufwendung eigener Ressourcen im Rahmen einer regelmäßigen, z. B. jährlichen Fortbildung für Basisreanimation und Erste Hilfe, zu begegnen, um so der Gesundheit seiner Mitmenschen im Falle eines Falles dienlich sein zu können. Die Ergebnisse können somit als Ausgangspunkt für weiterführende Forschung im Bereich einer regelmäßigen bundesweiten Erste-Hilfe-Fortbildung für Erwachsene herangezogen werden.

Weiterführend lassen sich anhand des Problemaufrisses zwei zentrale Fragen für die folgende Arbeit formulieren:

1. Wie ist der Kenntnisstand der 40 bis 70-jährigen Bevölkerung in Berlin-Friedrichshain in Bezug auf Basisreanimation (und Maßnahmen der Ersten Hilfe)?
2. Besteht die Bereitschaft für eine regelmäßige Erste-Hilfe-Fortbildung, spezieller für eine Fortbildung in Basisreanimation ?

Diese Arbeit soll zusätzlich aufklärend für die TN der Befragung, spezieller dem hier adressierten Laien, herangezogen werden können und im besten Fall, durch mitgelieferte Unterlagen („Zusatzinformationen Laienreanimation"), einen Anreiz geben, bestehende Kenntnislücken zu schließen.

1.3 Hinweise zum Aufbau und zur Methodik

Zur Verdeutlichung der Relevanz der Thematik sowie zur Beantwortung der Forschungsfragen werden unterschiedliche Methoden zur Anwendung gebracht. Zum einen wird eine initiale Darstellung nationaler und internationaler Literatur einen Überblick über den derzeitigen Stand der Forschung geben und Einblick in Lösungsansätze anderer europäischer Staaten ermöglichen. Zum anderen sollen Personen, einer im Vorfeld definierten Stichprobe, anhand eines standardisierten Fragebogens im „Face-to-Face"-Interview, unter Einhaltung aller Sicherheitsvorschriften zur Infektionsprävention bezüglich SARS-CoV-2, befragt werden.

Der standardisierte Fragebogen soll zunächst eine Aussage zum Kenntnisstand der Zielgruppe ermöglichen und bestehende Kenntnislücken identifizieren. Abschließend wird die Bereitschaft für eine regelmäßige Erste-Hilfe-Fortbildung erfragt und den TN die Taschenkarte „Zusatzinformationen Laienreanimation" ausgehändigt.

2 Stand der Forschung

2.1 Das Herz und der Plötzliche Herztod

Das menschliche Herz ist etwas mehr als faustgroß und 300 bis 500 Gramm schwer, wobei sich Größe und Gewicht entscheidend durch den Gesundheits- und Trainingszustand eines jeden Menschen beeinflussen lassen [7]. Mit einer leichten Linksverschiebung befindet sich das Herz größtenteils hinter dem Brustbein. Das Herz schlägt jeden Tag etwa 100.000 Mal und transportiert am Tag ca. 15.000 Liter Blut durch den Körper. Über die rechte Herzseite fließt sauerstoffarmes, aber kohlenstoff-dioxydreiches Blut zur Lunge, um dort wieder mit Sauerstoff angereichert zu werden und zeitgleich Kohlenstoffdioxyd abzugeben. Das mit Sauerstoff aufgesättigte Blut fließt weiter in Richtung der linken Herzseite, um von dort in alle Organe des Körpers weitergeleitet zu werden und diese mit Sauerstoff zu versorgen [8].

Das menschliche Herz kann im Verlauf eines Menschenlebens von mannig-faltigen Pathologien heimgesucht werden, durch die der Blut- und damit der Sauer-stofftransport massiv eingeschränkt, oder sogar gänzlich unterbrochen wird. Eine besonders tragische und häufig akut auftretende Ursache ist der PHT. In der Literatur wird der PHT überwiegend als Tod durch eine kardiovaskuläre Ursache innerhalb von einer Stunde bezeichnet, wenn das Ereignis von einer weiteren Person beobachtet wurde, bzw. als unerwarteter Tod durch eine kardiovaskuläre Ursache, wenn der Betroffene innerhalb der letzten 24 Stunden lebend und bei Gesundheit gesehen worden ist [9]. Präziser wird in den *ESC Pocket Guidelines - Ventrikuläre Arrhythmien und Prävention des plötzlichen Herztodes der Deutschen Gesellschaft für Kardiologie - Herz und Kreislaufforschung e.V.* vom PHT gesprochen „(…) wenn:

> ➢ eine angeborene oder erworbene, potenziell tödliche Herzerkrankung zu Lebzeiten bekannt war; ODER
> ➢ eine Autopsie eine kardiale oder vaskuläre Anomalie als die wahrschein-liche Todesursache ergeben hat; ODER
> ➢ die Obduktion keine offensichtlichen extrakardialen Ursachen ergab und daher ein Rhythmusereignis als wahrscheinliche Todesursache anzuneh-men ist." [10]

Auch im deutschen Sprachgebrauch hat sich aus dem Englischen die Abkürzung SCD (Sudden Cardiac Death) für den PHT durchgesetzt [11].

Mannigfaltige Risikofaktoren erhöhen die Wahrscheinlichkeit einen SCD zu erleiden. *Adabag et al.* stellen heraus, dass der SCD in über 50 % aller Fälle eine erste klinische Manifestation der Koronaren Herzkrankheit (KHK) ist, die bis zum Zeitpunkt des Ereignisses nicht diagnostiziert wurde. Risikofaktoren, die ebenfalls in Verbindung mit einer KHK respektive eines SCD stehen, sind u. a. ein fortgeschrittenes Lebensalter, das männliche Geschlecht, Rauchen, Übergewicht, Bluthochdruck, Diabetes Mellitus, Kokainabusus und eine linksventrikuläre Dysfunktion/ Hypertrophie. Eine Herzinsuffizienz, verschiedene Arten von Arrhythmien, ein vorangegangener Akuter Myokardinfarkt, ein schlechter sozioökonomischer oder/ und psychosozialer Status und genetische Faktoren werden ebenfalls mit einem erhöhten Risiko für einen SCD in Verbindung gebracht. Allerdings weisen die Autoren darauf hin, dass sämtliche Risikofaktoren für sich alleinstehend lediglich eine geringe Aussagekraft über das Risiko einen SCD zu erleiden, besitzen. Es solle mehr Wert auf Risikoreduktion durch Prävention der vermeidbaren Ursachen gelegt werden [12].

2.2 Status Quo in Europa und in Deutschland

Daten für Europa bezüglich dem prähospitalen Herzkreislaufstillstand (out-of-hospital cardiac arrests – OHCA), also einem SCD außerhalb des Krankenhauses, und der LR liefert die 2016 von *Gräsner et al.* veröffentlichte *EuReCa ONE Study*. In 27 europäischen Ländern werden 248 Regionen mit ca. 174 Millionen Menschen dargestellt. Die Autoren kommen auf eine Inzidenz von 84 OHCAs pro 100.000 Einwohner und Jahr. Hochgerechnet auf die in der Studie angegebenen 514 Millionen Einwohner [13] für die beschriebenen Länder, kommt der Autor durch eigene Berechnung auf knapp 431.760 Fälle von einem OHCA pro Jahr in Europa. Die Folgestudie *EuReCa TWO Study* von *Gräsner et al.* aus dem Jahr 2020 mit 28 teilnehmenden Ländern und einer Abdeckung von knapp 179 Millionen Menschen beschreibt die Quote der nach OHCA durchgeführten LR mit einem Median von 58 % für Europa. Bei Betrachtung der einzelnen länderspezifischen und über den Median dargestellten Quoten, fällt die große Diskrepanz der Werte auf, die von 13 % im schlechtesten bis zu 82 % im besten Fall reichen. Die Autoren der Studie geben hier zu bedenken, dass dieser Unterschied u. a. den nach wie vor sehr unterschiedlichen Definitionen des Begriffes „Bystander Resuscitation", also LR, geschuldet sei und mahnen zu einer Vereinheitlichung des Begriffs auf internationaler Ebene [14].

Als Positivbeispiel sei Schweden genannt. U. a. durch die Implementierung der „Chest-Compression-Only"-Reanimation in die Richtlinien für Wiederbelebung 2005, also einer Variante, bei der nur Brustkompressionen ohne Beatmungen eingesetzt werden, steigt die Quote für eine begonnene LR vor dem Eintreffen des Rettungsdienstes von 40,8 % im Jahr 2005 auf 68,2 % im Jahr 2017. Interessant ist, dass sich die Quote für Chest-Compression-Only-Reanimation von 2000-2017 von 5,4 % auf 30,1 % fast versechsfacht, während sich die Quote für Standard-Reanimation im gleichen Zeitraum mit 35,4 % zu 38,1 % kaum verändert [15]. Ein weiteres Positivbeispiel ist Dänemark. Nach landesweiten Initiativen zur Awareness-Förderung und öffentlichen Reanimations-Trainings für Laien durch medizinisches Fachpersonal konnte die Quote für LR von 21,1 % im Jahr 2001 auf 44,9 % im Jahr 2010 angehoben werden. Bemerkenswerterweise haben sich die Zahlen für das 30-Tage- bzw. das Ein-Jahres-Überleben der Patienten in demselben Zeitraum von 3,5 % und 2,9 % auf 10,8 % und 10,2 % verdreifacht [16]. Nach einer weiteren, 2019 veröffentlichen Studie von *Sondergaard et al.*, stieg die Quote für LR an öffentlichen Plätzen in Dänemark von 36,4 % in 2001, bis auf 83,1 % im Jahr 2014 an. Im häuslichen Umfeld lässt sich im selben Zeitraum ein Anstieg von 16,0 % auf 61,0 % beobachten [17]. Auch Norwegen kann stark gestiegene Quoten im Bereich LR vorweisen. So verzeichnet die Region Stavanger von 2001 bis 2008 eine Steigerung der Quote für LR von 60 % auf 73 %. Das Ein-Jahres-Überleben steigt von 14 % auf 22 %. Gründe hierfür sind u. a. die verstärkte Adressierung von Laien und die Ausbildung von Schülern in der Schule. Als ausschlaggebenden Faktor für ein besseres Überleben nennen die Autoren einen nach wie vor schockbaren Herzrhythmus, z. B. Kammerflimmern, bei Eintreffen von Rettungsfachpersonal. Die Autoren der hier genannten Studie bemerken, dass eine suffizient ausgeführte LR, Patienten möglichst lange vor einer Asystolie bewahren und somit die Überlebenschancen verbessern kann [18].

Doch wie steht es hierzulande um die LR? Betrachtet man Deutschland in der Retrospektive, so lagen die Quoten mit 18,8 % im Jahr 2007, 14 % in 2010 und 19,8 % im Jahr 2012 lange Zeit deutlich unter dem heutigen europäischen Durchschnitt.

Aufgrund der Implementierung von Initiativen und Programmen verschiedener Dachverbände und Organisationen, welche an späterer Stelle noch genannt werden sollen, ist ein Anstieg auf 27,6 % im Jahre 2013 [19] und auf 40,6 % im Jahre 2017 zu beobachten [20]. Für 2019 geben *Fischer et al.* die Quote für die vor dem Eintreffen des Rettungsdienstes begonnene LR mit 42,1 % an. Mit 4,6 % können sog. „First Responder", also ausgebildete Personen, die von einer Leitstelle im Vorfeld zum Einsatzort geschickt werden können, um die Zeit bis zum Eintreffen des Rettungsdienstes zu überbrücken, nur einen geringen Teil zu einer besseren Versorgung von Patienten mit OHCA beitragen. Die Inzidenz für insgesamt durchgeführte Reanimationen wird in Deutschland mit 62,6 Fällen pro 100.000 Einwohner angegeben. Für gesamt Deutschland kommen die Autoren 2019 auf 51.970 Reanimationen [21]. Die Inzidenz für den SCD in Deutschland wird 2014 in einer Arbeit von *Martens et al.* mit 81 Fällen pro 100.000 Einwohner beschrieben und Jahr [22]. Dies entspräche nach eigener Berechnung, hochgerechnet auf die Gesamteinwohnerzahl von Deutschland im Jahr 2020 von 83,2 Millionen Einwohnern [23], 67.392 Fällen. Der durch den PHT entstehende volkswirt-schaftliche Schaden für die BRD wird von der *Deutschen Gesellschaft für Anästhesiologie und Intensivmedizin* 2020 auf mehr als 14 Milliarden Euro jährlich geschätzt [24].

2.3 Die Rolle des Laien

2.3.1 Das reanimationsfreie Intervall und die Hilfsfrist

Um den Einfluss der LR auf das Überleben von Menschen mit OHCA zu ver-deutlichen muss ein Zeitraum gesondert Betrachtung finden. Das therapiefreie Intervall beschreibt die Zeit, die ab „Eintritt des Kreislaufstillstandes [bis zum; Anmerk. d. Verf.] Beginn der Notfallbehandlung verstreicht." [25] In der Literatur wird die Ischämietoleranz des Zentralen Nervensystems und des Gehirns, also die Zeit, die das Gehirn ohne Sauerstoffzufuhr unbeschadet überstehen kann, mit drei bis fünf Minuten angegeben [26]. „Die Hilfsfrist ist die Vorgabe für den einzuhaltenden Zeitraum vom Eingang der Notfallmeldung in der Rettungsleitstelle bis zum Eintreffen des Rettungsdienstes am Notfallort [...]" [27]. Für Rettungseinsätze im Jahr 2019 gibt die Berliner Feuerwehr diese Zeit mit durchschnittlich zehn Minuten und acht Sekunden an [28]. In diesen Zahlen zeigt sich bereits die große Diskrepanz zwischen real erreichter Hilfsfrist in Berlin und der Zeit, die das Gehirn theoretisch ohne Sauerstoff auskommt.

Noch deutlicher wird dies, wenn man sich die Daten aus einer Analyse des Deutschen Reanimationsregisters von 2010 bis 2016 anschaut. So beträgt der hier „reanimationsfreie Intervall" genannte Zeitraum bei begonnener LR (hier L-CPR genannt) 1:59 Minuten (Min.) und bei Reanimationsmaßnahmen mit Anweisung durch den Leitstellendisponenten per Telefon (T-CPR) 3:49 Min. seit dem Auftreten eines HKS. In den Fällen, in denen der Rettungsdienst als am Einsatzort Ersteintreffende Reanimationsmaßnahmen einleitet, beträgt die Zeit 10:20 Min. für den Rettungswagen (RTW) und 10:46 Min. für den Notarzt (NA). Die Messgröße für eine erfolgreiche Rettungskette - beginnend bei dem Laien, über den Rettungsdienst und das Krankenhaus, bis hin zur Entlassung des Patienten - ist hier der sog. Cerebral performance categories-Score (CPC). Ein CPC von „1" oder „2" beschreibt ein gutes neurologisches Outcome, also gute Genesung mit wenig bis keinen bleibenden Schäden. In der L-CPR-Gruppe können insgesamt 17,1 % aller Patienten entlassen werden, davon 13,1 % mit einem CPC von „1" oder „2". Demgegenüber stehen 9,1 % davon 8,6 % Entlassungen insgesamt und 5,8 % davon 6,8 % Entlassungen mit einem CPC von „1" oder „2" in der RTW/NA-Gruppe. Die T-CPR-Gruppe schneidet mit 17,0 % Entlassung und 13,4 % CPC „1" oder „2" ähnlich gut ab, wie die L-CPR-Gruppe [29]. Eine Studie am Luftrettungsstandort Christoph 22 in Ulm kommt zu ähnlichen Ergebnissen. Untersuchungsgegenstand sind hier alle Reanimationen, sowohl kardial als auch traumatisch bedingt, bei denen der Christoph 22 als ersteintreffendes Rettungsmittel die Reanimation von Laien übernimmt oder selbst beginnt. Bei kardial bedingtem HKS liegt die Quote für einen Return of spontaneous circulation (ROSC), also einem spontanen Wiedereinsetzen der Herzfunktion, nach vorher durchgeführter LR bei 51,9 %, während nur 29,4 % der Patienten ohne begonnene LR einen ROSC erlangten. Weiters konnten 40,7 % bei begonnener LR, im Vergleich zu 23,5 % der Fälle ohne LR zur Weiterbehandlung in ein Krankenhaus aufgenommen werden [30]. Als Limitation der Studie können jedoch die nicht untersuchte Entlassungsquote aus dem Krankenhaus, respektive der nicht untersuchte CPC, somit auch nicht das untersuchte Langzeitüberleben, gesehen werden. Nach Ansicht des Autors dieser Arbeit unterstreicht dies trotzdem den hohen Stellenwert der LR bei der Behandlung des OHCA.

2.3.2 Gestorben wird zu Hause

Aktuelle Daten aus Japan und Deutschland unterstreichen wie wichtig die Unterstützung des Rettungsdienstes durch den frühzeitigen Beginn der LR bei der Bekämpfung des OHCA ist. So finden nach einer 2019 in Osaka, Japan von *Nishiyama et al.* durchgeführten Studie 82,3 % aller OHCA zu Hause statt. Demgegenüber stehen 11,5 % an öffentlichen Plätzen [31]. Für Deutschland kommen aktuelle Zahlen aus dem Datensatz des Deutschen Reanimationsregisters und dem *Jahresbericht des Deutschen Reanimationsregisters – Außerklinische Reanimation 2019*. Hier berücksichtigt sind insgesamt 88 Rettungsdienste mit einer Abdeckung von knapp 27 Millionen Einwohnern der BRD. Somit ist ein guter Überblick der Reanimationsversorgung hierzulande möglich. Demnach ereignen sich 62,4 % aller OHCA in den eigenen vier Wänden und 20,6 % in der Öffentlichkeit [32]. Also sind es in der Regel nahestehende Angehörige, Verwandte, oder Freunde – meist Laien – die den Rettungsdienst rufen, mit Basisreanimationsmaßnahmen beginnen und dementsprechend über die erste Versorgung und das Outcome des von einem OHCA Betroffenen fundamental mitentscheiden können.

2.3.3 Sensibilisierung des Laien für Kardinalzeichen des SCD, die Verkürzung von Erste-Hilfe-Kursen und bereits existierende Programme

Die „Schnappatmung", in der Literatur beschrieben als „[…] langsames, mühsames und lautes Atmen […]", gilt als sog. „Kardinalzeichen des Herzkreislaufstillstandes" [33] und sollte umstehende Personen zum sofortigen Beginn von Reanimations-maßnahmen animieren [34]. In der Fachliteratur auch als „agonal breathing" bezeichnet, ist die Schnappatmung anfangs bei bis zu 40 % der HKS zu beobachten. 2006 zeigen *Perkins et al.,* dass Medizinstudenten im ersten Jahr ihres Studiums, durch Reanimations-Training mit zusätzlicher Schulung in Charakteris-tiken der agonalen Atemmuster, einen HKS mit Schnappatmung deutlich häufiger auch als solchen identifizieren, als Studenten mit Standard-Reanimations-Training (mit Zusatzschulung 75 % im Vergleich zu 43 % ohne Zusatzschulung) [35]. Auch wenn hier nur eine vergleichsweise kleine Stichprobe von 64 Studenten untersucht wurde, lassen sich diese Ergebnisse insofern auf die Praxis übertragen, als dass die Schnappatmung als Zeichen des HKS, in bestehenden Kursprogrammen, stärker adressiert werden muss.

Positiv zu bewerten ist hier die, 2015 in Kraft getretene, bundesweite Verkürzung von Erste-Hilfe-Kursen, von ursprünglich 16 Unterrichtseinheiten an zwei Tagen auf neun Einheiten an einem Tag, Fokus liegt nun auf dem Erlernen von Wiederbelebungsmaßnahmen, der Versorgung von Wunden und auf der Schulung am AED. Dr. Georg Scholz, Bundesarzt beim Arbeiter-Samariter-Bund, erhofft sich so einen wachsenden Zustrom an TN [36].

In vielen Unternehmen bundesweit wie z. B. in Stadtverwaltungen und Abfallentsorgungsunternehmen finden interne oftmals unternehmensspezifisch aus arbeitssicherheitsrechtlichen Gründen verpflichtende, jährliche Erste-Hilfe-Kurse statt. Als Beispiel sei die Entsorgungs- und Baubetrieb AöR der Stadt Worms genannt. Mit, für alle Beschäftigten verpflichtenden, sog. Web Based Trainings und Inhouse-Schulungen durch den Arbeiter-Samariter-Bund und das Deutsche Rote Kreuz, werden den Mitarbeitern im Rahmen der jährlich zu absolvierenden Erste-Hilfe-Fortbildungen auch Kenntnisse über die Basisreanimation vermittelt. Daten über den Langzeiterfolg solcher Maßnahmen liegen bis zum heutigen Zeitpunkt nicht vor [37].

Als einer der Pioniere für Schülerreanimationstrainings in Deutschland darf die *Björn-Steiger-Stiftung* gesehen werden. Seit 2010 werden, zunächst in Mecklenburg-Vorpommern, mittlerweile in zwölf von 16 Bundesländern, Lehrer für die Ausbildung von Schülern zum Thema Reanimation geschult [38]. Bereits 2014 hat die Konferenz der Kultusminister, auf Bestreben der Anästhesisten-Verbände in Deutschland, beschlossen das Reanimationstraining deutschlandweit in den Lehrplan für Schüler ab der siebten Klasse aufzunehmen. Bereits zwei Stunden pro Jahr reichen demzufolge aus, um Gelerntes nachhaltig zu verinnerlichen und im Ernstfall anwenden zu können [39]. Um dieses Ziel zu erreichen, wurde vom German Resuscitation Council ein modularer Ausbildungskurs für den Reanimationsunterricht für Lehrer entwickelt. Die teilnehmenden Lehrer bekommen hier wichtige Inhalte vermittelt sowie Ausbildungsmaterialien wie Kursmanuale, Präsentationen und Videomaterial ausgehändigt [40].

Seit einigen Jahren setzen sich verschiedene Organisationen, teils auf Kreis-, teils auf Landes- und Bundesebene und teils europaweit für die Verbreitung von smartphone-basierten Apps zur Distribution von Erst-Helfern ein. Jeder Erst-Helfer, der sich zutraut anderen Personen im Notfall zu Hilfe eilen zu können, kann, nach herunterladen einer dieser Apps, durch die jeweils zuständige Leitstelle über verschiedene Meldesysteme (z. B. über die App selbst, oder auch per SMS) informiert und einem Notfall zugeteilt werden. Zur Teilnahme an einem dieser Programme muss in der Regel eine Qualifikation in einem Gesundheitsfachberuf vorgewiesen und ein Eignungstest bestanden werden. Meist mitangezeigt werden Standorte der im Umkreis frei verfügbaren AEDs [41,42,43].

Im größeren Stil und unter Miteinbeziehung des Europaparlaments, rief der *European Resuscitation Council* 2012 die „European cardiac arrest awareness week" ins Leben. Unter dem Motto „KIDS SAVE LIVES" wurden in über 20 europäischen Ländern zeitgleich Reanimationstrainings und andere Aktionen zur Awareness-Steigerung durchgeführt [44,45]. Auf internationaler Ebene wurde 2018 die Initiative „World Restart a Heart" ins Leben gerufen. Ziel dieser Kampagne ist es, unter Federführung des *International Liaison Committee on Resuscitation*, ein weltweites Bewusstsein für den plötzlichen HKS und die LR zu schaffen, um so auf lange Sicht 10.000de Tote zu verhindern [46].

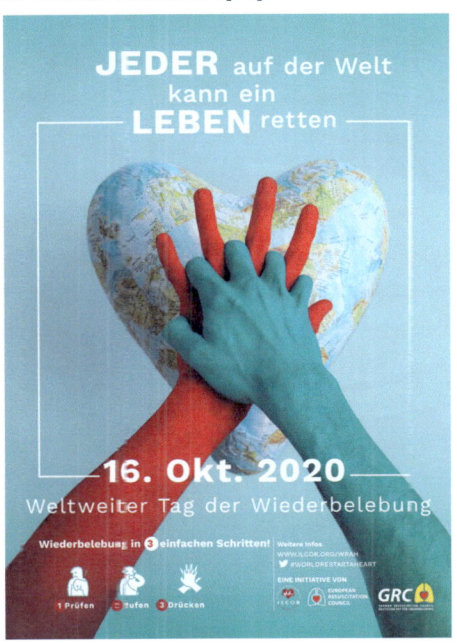

Abbildung 1: Flyer des World Restart a Heart Day 2020 (Quelle: ERC, 2020) [47]

2.4 Rechtliche Grundlagen

Doch wie ist es um den rechtlichen Rahmen einer Erste-Hilfe-Leistung, bzw. der LR bestellt? Für den Laien relevant ist insbesondere der in § 323 c Abs. 1 StGB aufgeführte Straftatbestand der Unterlassenen Hilfeleistung, der wie folgt definiert wird:

„**§ 323 c Unterlassene Hilfeleistung.** Wer bei Unglücksfällen oder gemeiner Gefahr oder Not nicht Hilfe leistet, obwohl dies erforderlich und ihm den Umständen nach zuzumuten, insbesondere ohne erhebliche eigene Gefahr und ohne Verletzung anderer wichtiger Pflichten möglich ist, wird mit Freiheitsstrafe bis zu einem Jahr oder mit Geldstrafe bestraft."

Ausgeführt vom Fachausschuss „Erste Hilfe" der *Deutschen Gesetzlichen Unfallversicherung*, wonach sich grundsätzlich jeder strafbar macht, der im Notfall nicht sofort ihm selbst zuzumutende Maßnahmen ergreift. Präziser macht sich strafbar derjenige, der mit Vorsatz, also wissend und wollend, eine Hilfeleistung unterlässt und somit einer schnellstmöglichen Versorgung des Geschädigten im Wege steht. Allerdings wird darauf verwiesen, dass die eigene Sicherheit in jedem Fall Vorrang hat. Klar wird dies am Beispiel des Nichtschwimmers, dem es nicht zuzumuten ist, sich bei einem Versuch einen Ertrinkenden aus tiefem Wasser zu retten, selbst in Lebensgefahr zu bringen. Die Pflicht zur direkten Hilfeleistung entfällt ebenfalls, wenn durch den Akt der Hilfeleistung etwaige eigene wichtige Pflichten unterbrochen werden müssen. Als Beispiel wird die elterliche Aufsichts-pflicht genannt [48].

Die Angst vor eventuellen Regressansprüchen durch Opfer und/oder Angehörige nach „falsch" geleisteter Erster Hilfe negiert der ADAC. Solange nach bestem Wissen und Gewissen gehandelt wird, werde weder ungewollte Sachbeschädigung noch Körperverletzung geahndet. Des Weiteren hat jeder Ersthelfer Anspruch auf Schadensersatz, sollten durch seinen Einsatz eigene Besitztümer oder gar die eigene Gesundheit in Mitleidenschaft gezogen werden [49]. Als Negativbeispiel für unterlassene Hilfeleistung sei hier die Verurteilung von drei Bankkunden zu Geldstrafen von 2.400 €, 2.800 € und 3.600 € genannt. Ein zuvor in einer Bankfiliale mehrmals gestürzter älterer Mann war von allen drei verurteilten Personen ignoriert worden. Erst der fünfte Kunde setzte 20 Minuten nach dem Vorfall einen Notruf ab, wonach der ältere Herr vom Rettungsdienst in ein Krankenhaus gebracht wurde. Er verstarb eine Woche später an den Folgen des Sturzes. Die Aussage, man habe gedacht, es handele sich um einen schlafenden Obdachlosen, hatte vor Gericht keinen Bestand [50].

3 Methodische Vorgehensweise

3.1 Forschungsdesign

In diese Abschlussarbeit flossen teils quantitative, teils qualitative Elemente ein. Sie setzte sich aus Literaturrecherche und Feldforschung zusammen. Für die Literaturrecherche wurden die lokalen Bibliotheksdatenbanken der öffentlichen Bibliotheken der Stadt Berlin *www.voebb.de; https://books.google.de/, startpage.com* und *google.de* als Internet-Suchmaschine, zudem *PubMed* und *PubMed Central* mit Hilfe von *https://www.ncbi.nlm.nih.gov/* durchsucht. Durch diese Recherche sollte zunächst die Aktualität des Themas und somit die Relevanz der Forschungsfragen und der Befragung bestätigt werden.

Hauptforschungsgegenstand dieser Abschlussarbeit war die Befragung einer Stichprobe in Friedrichshain, einem Stadtteil von Berlin. Hierzu wurde anhand der gefundenen Literatur eine Bevölkerungsgruppe herausgearbeitet, welche eine hohe Inzidenz für den SCD aufweist und durch deren Ausfall aus dem Wirtschafts- und Sozialgefüge hohe wirtschaftliche und familiäre Folgeschäden entstehen.

Vor Beginn der eigentlichen Feldforschung wurde online ein Pretest mit 25 Personen durchgeführt. Die Feldforschung wurde im Face-to-Face-Verfahren durchgeführt. So wurde gewährleistet, die Rahmenbedingungen so gut als möglich kontrollieren zu können und einem Benutzen gängiger Suchmaschinen der TN, oder dem zu Hilfe nehmen von Dritten, vorzubeugen. Nach Ansicht des Autors wird durch die Anonymisierung des Fragebogens und dem Herausstellen der Brisanz dieser Thematik für die Allgemeinheit zu Beginn der Befragung, dem „Effekt sozialer Erwünschtheit" bei Befragungen, wie beschrieben in *Diekmann* [51], vor allem bei Beantwortung der letzten Frage des Fragebogens, bestmöglich vorgebeugt. Die Fragen wurden zum Teil einzeln, zum Teil gesammelt deskriptiv mit Hilfe von Häufigkeitsverteilungen ausgewertet.

3.2 Stichprobenbeschreibung

Martens et al. haben beispielhaft für die Stadt Aurich in Sachsen gezeigt, dass sich im Zeitraum von 2002 bis 2009 etwas mehr als ein Drittel aller OHCA im Altersbereich von 40 bis 70 Jahren ereigneten [52]. Die Autoren der *EuReCa TWO*

Study weisen zusätzlich auf einen Alterszusammenhang zwischen Betroffenen und Laien hin, wonach bei Betroffenen und deren Helfern mit statistischer Signifikanz ein ähnliches Alter nachgewiesen werden konnte. Sie machen darauf aufmerksam, wie wichtig es sei, aus diesem Zusammenhang heraus verstärkt Bevölkerungs-gruppen mit fortgeschrittenem Lebensalter bei Initiativen zur Verbesserung der LR zu adressieren, da sich hier die Zahl der Betroffenen kumuliert [53]. Unter Berücksichtigung dieser Daten und dem unter 2.2 erwähnten massiven wirt-schaftlichen Schaden, der durch den Ausfall eines Teils dieser Population entsteht, wurde für die hier verwendete Stichprobe der gleiche Altersbereich, also 40 bis 70 Jahre gewählt. Der Bezirk Friedrichshain mit den Postleitzahlen (PLZ) 10243, 10245, 10247 und 10249 schließt 18.548 weibliche, 23.413 männliche und insgesamt 41.961 Einwohner in dieser Alterskategorie ein (Stand 31.12.2019) [54].

3.3 Aufbau des Fragebogens

Um dem BIAS eines „richtig Ratens" der TN entgegenzuwirken, wurden zu fast jeder Frage sechs Antwortmöglichkeiten gegeben. Der Fragebogen wurde mit Hilfe des Onlinetools *Questionstar* erstellt.

Die **Startseite Q1** des Fragebogens enthielt Informationen über das Thema, den Fragebogen und klärte über die Intention der Befragung auf. Die nächste Seite diente dem Ausschluss von TN, welche sich zu einer Teilnahme bereiterklärten, aber nicht zur festgelegten Stichprobe gehörten. Bei **Q2 „medizinische Vorbildung"** führte „ja" zum Ausschluss. Bei **Q3 „Alter"** führte „andere" zum Ausschluss. Bei **Q5 „Postleitzahl"** führte „andere" zum Ausschluss.

Bei **Q7 „HKS erkennen und versorgen"** führte „nein" oder „weiß ich nicht" auf die Seite „Wieso nicht?" - hier ist eine Mehrfachnennung, sowie eine freie Eingabe möglich, um Faktoren für ein „Nichthelfen" herauszustellen.

Bei **Q9 „AED kennen"** und „ja" folgte eine Anschlussfrage **Q10**, welche sich auf die **Anwendung in Theorie und Praxis** eines AED bezieht.

Bei **Q11-Q16 „Notfallsituationen #1-3"** wurden den TN drei Videos von Notfallsituationen vorgespielt. Es sollte das theoretische Wissen der TN zum Handeln im Ernstfall abgefragt werden. Das erste Video **Q11 Notfallsituation #1 (NS1)** zeigte einen Menschen auf dem Boden liegend - **„bewusstlos, offensichtlich atmend"**. Das zweite Video **Q13 Notfallsituation #2 (NS2)** zeigte einen Menschen mit „**Schnappatmung**" auf dem Boden liegend. Das dritte Video **Q15 Notfallsituation #3 (NS3)** zeigte einen Menschen auf dem Boden liegend – „**bewusstlos, offensichtlich nicht atmend**". Hier mussten die TN aus jeweils fünf Antwortmöglichkeiten die richtigen Antworten auswählen. Eine Mehrfachantwort war explizit gefordert. Die Videos sind als Dateien auf dem zu dieser Arbeit beigelegten USB-Stick einzusehen.

Der Abschnitt „**Kenntnisstand Teil 2**" mit den Fragen **Q17** bis **Q24** bezog sich explizit auf die LR. Abgefragt wurden das **Verhältnis von Brustkompressionen zu Beatmungen** bei der Basisreanimation, die **Frequenz für die Brustkompression** und die **Kompressionstiefe**. Des Weiteren wurde gefragt, ob es **im Zweifel hilfreich ist nur zu drücken** und nicht zu beatmen. Bei **Q21** wurde die **richtige Reihenfolge** bei der Durchführung der LR abgefragt. Bei **Q23 „Wie lange braucht die Berliner Feuerwehr...**" ist die richtige Antwort „10-11 Minuten", wie bereits erwähnt, entnommen aus den Zahlen für 2019, wonach die „Durchschnittlich erreichte Hilfsfrist für Berlin 2019 bei 10,08 Minuten" lag [55]. In Kombination mit **Q22**, welche sich mit dem **Absterben von Gehirnzellen** nach einer gewissen Zeit ohne Sauerstoff befasste, sollte den TN vor Augen geführt werden, dass der Rettungsdienst bzw. die Feuerwehr in den meisten Fällen zu spät eintrifft, um Überlebende vor Folgeschäden durch Sauerstoff-Mangel zu bewahren. Bei **Q24** wurden die TN gefragt, ob ein „**Nicht-Helfen**" während eines Notfalls den Straftatbestand der „Unterlassenen Hilfeleistung" nach § 323 c StGB erfüllt. In der letzten Frage **Q25** wurde die **Bereitschaft zu einer regelmäßigen Erste-Hilfe-Fortbildung erfragt**.

Die Abschlussfolie **Q26** zeigte das Video „**Ein Leben Retten – Prüfen Rufen Drücken, AED holen**" von „www.einlebenretten.de" und konnte von den TN freiwillig angesehen werden [56].

3.4 Pretest und Durchführung der Befragung

Im Vorfeld der Befragung wurde ein Pretest zur Problemidentifikation bei Verständnis und Durchführbarkeit des Fragebogens mit insgesamt 25 TN durchgeführt. Der Pretest dauerte vom 22.08.2020 bis zum 02.09.2020. Der Personenkreis teilte sich in medizinische Laien, Rettungsfach- und Pflegefachpersonal und Ärzte im Alter von 27-64 Jahren aus dem näheren Umfeld des Autors auf. Zur Teilnahme wurde per E-Mail mit Direktlink oder QR-Code gebeten. Ziel des Pretests war es, Verständnisschwierigkeiten zu identifizieren und Vorschläge für Verbesserungen zu erhalten und zu prüfen, ob der Fragebogen und die gewählte Plattform auf verschiedensten Endgeräten sicher läuft. Somit konnte ein reibungsloser Ablauf während der eigentlichen Feldforschung gewährleistet werden. Verständnisprobleme konnten im Vorfeld geklärt und der Fragebogen abgerundet werden. Verändert wurde u. a. die Reihenfolge der Fragen, dazu erhielt jede Frage „weiß ich nicht" als Antwortmöglichkeit. Die geschätzte Bearbeitungszeit, der explizite Hinweis auf Anonymität und der Hinweis auf die uneingeschränkte Verarbeitung und Veröffentlichung der Daten wurde der ersten Informationsseite beigefügt.

Die Befragung wurde im Face-to-Face-Verfahren durchgeführt. Durch diese Form der Befragung war es dem Autor möglich, visuell eine Vorauswahl der TN zu treffen. Einem Studienausschluss von Personen aufgrund falschen Alters und einem daraus resultierend hohen Anteil an „Dropouts" konnte so entgegengewirkt werden. Um das Infektionsrisiko für alle TN so gering wie möglich zu halten, wurde die Befragung stets unter freiem Himmel, mit dem geforderten Sicherheitsabstand von 1,50 m und mit einem Mund- und Nasenschutz durchgeführt. Die Kontaktaufnahme erfolgte an öffentlich gut zugänglichen Plätzen. Orte der Befragung waren auf dem Boxhagener Platz, im Volkspark Friedrichshain und auf dem Parkplatz des Baumarktes Hellweg. Um eine möglichst große „Zufälligkeit" bei der Auswahl der TN zu gewährleisten, wurde auf einen nahtlosen Übergang zwischen den Interviews geachtet. Dies sollte einer zu subjektiven Auswahl der TN vorbeugen. Die Ansprache erfolgte hierbei standardisiert nach einem vorher ausgearbeiteten Schema folgendermaßen: „Einen schönen guten Tag. Ich führe für meine Bachelorarbeit eine Erhebung in der erwachsenen Bevölkerung in Berlin-Friedrichshain durch. Darf ich Sie kurz aufhalten?" Um einem ggf. auftretendem Selektionsbias vorzubeugen, wurde bei der ersten Ansprache auf eine Nennung des Themas verzichtet. Bei Zustimmung wurde im Verlauf alles Weitere, wie Thema und Hintergrund der Erhebung, das Befragungsmodell und der Fragebogen erklärt. Die Teilnahme per Smartphone funktionierte über das Abscannen eines, von *Questionstar* zur Verfügung gestellten, QR-Codes, bzw. über das Eingeben eines Direktlinks. Nach erfolgreichem Abschluss des Fragebogens wurde den TN die DIN A5 Taschenkarte „Zusatzinformationen Laienreanimation" ausgehändigt. Darauf befanden sich beidseitig bedruckt und laminiert die konkrete Handlungsempfehlung für die Durchführung einer LR mit dem „nur Drücken"-Algorithmus des German Resuscitation Council (GRC), die richtigen Antworten zu dem Fragebogen, sowie Zusatzinformationen für einzelne Fragen, Quellenangaben, weiterführende Links zu den Erste-Hilfe-Kurs-Angeboten zweier Hilfsorganisationen in Berlin und ein Link zu einer Karte mit allen öffentlich verfügbaren AEDs in Berlin. Die Taschenkarte wurden fast durchgehend dankend angenommen. Die Feldforschung wurde am 15.09.2020 begonnen und dauerte bis zum 25.10.2020. Es erfolgte die Durchführung nach der Helsinki Deklaration. Da die personenbezogenen Daten, nach Abschluss der Befragung keiner natürlichen Person mehr zugeordnet werden können, war keine Einverständniserklärung und kein Votum des Ethikkomittees notwendig. Dies wurde im Vorfeld so mit der Ethikkommission der Deutschen Hochschule für Gesundheit und Sport durch Prof. Dr. Nadler abgestimmt. Erschwert und deutlich in die Länge gezogen wurde die Befragung durch die andauernden Geschehnisse um SARS-CoV-2.

4 Ergebnisse

4.1 Ausgangsdaten und Auswertung der Antworten

Um 120 TN zu erhalten, wurden insgesamt 1239 Personen angesprochen. Hierfür wurden an neun Tagen jeweils 130 und am zehnten Tag 69 Personen angesprochen (siehe Tab. 1). Dies entspricht einer Teilnahmerate von 9,69 %.

Datum	Ort	angesprochen	TN	Zeit
15.09.2020	Baumarkt Hellweg	130	11	10:00-15:38
19.09.2020	Boxhagener Platz	130	13	10:00-16:41
20.09.2020	Volkspark Friedrichshain	130	12	10:00-16:15
26.09.2020	Baumarkt Hellweg	130	9	10:00-14:53
04.10.2020	Volkspark Friedrichshain	130	11	10:00-15:13
10.10.2020	Boxhagener Platz	130	12	10:00-14:24
11.10.2020	Volkspark Friedrichshain	130	19	10:00-17:47
17.10.2020	Baumarkt Hellweg	130	12	10:00-15:55
24.10.2020	Boxhagener Platz	130	13	10:00-16:01
25.10.2020	Volkspark Friedrichshain	69	8	10:00-13:21
gesamt		1239	120	

Tabelle 1: Durchführung der Befragung (Unterteilung in Datum, Ort, insgesamt angesprochen, davon rekrutierte TN und Befragungsdauer)

Zur Auswertung der Antworten wurden die Rohdaten zunächst in getrennte Excel-Tabellen unterteilt. Die Unterteilung erfolgte anhand der folgenden Altersgruppe(n) (AG):

> ➤ AG1: „40-50 Jahre"
> ➤ AG2:, „50-60 Jahre"
> ➤ AG3: „60-70 Jahre".

Die AG wurden weiter in diverses, weibliches und männliches Geschlecht unterteilt. Um einen womöglich bestehenden Kenntnisvorteil der Personen zeigen zu können, die vor möglichst kurzer Zeit einen Erste-Hilfe-Kurs absolviert hatten wurde die Gruppe:

> „IH1": „Erste-Hilfe-Kurs innerhalb des letzten Jahres",

gesondert herausgearbeitet Mit 58 (48,34 %) Frauen und 61 (50,83 %) Männern wurde bei den TN ein nahezu ausgeglichenes Verhältnis erreicht. Eine Person (0,83 %) gab „divers" als Geschlecht an.

Die Angabe „ja" bei „medizinischer Vorbildung", bzw. „andere" bei „PLZ" und/ oder „andere" bei „Alter" bei den Fragen Q2,3,5 führte bei insgesamt 23,33 % (28) von 120 TN zum Ausschluss. Bei 2,5 % (3) der TN gab es im Verlauf der Befragung technische Probleme, die zum Abbruch des Fragebogens und der Befragung führten. Zur Auswertung wurden nur vollständig ausgefüllte Fragebögen herangezogen. Von 120 TN vollendeten 89 Personen den Fragebogen, was einer Quote von 74,17 % entspricht (s. Abb. 2).

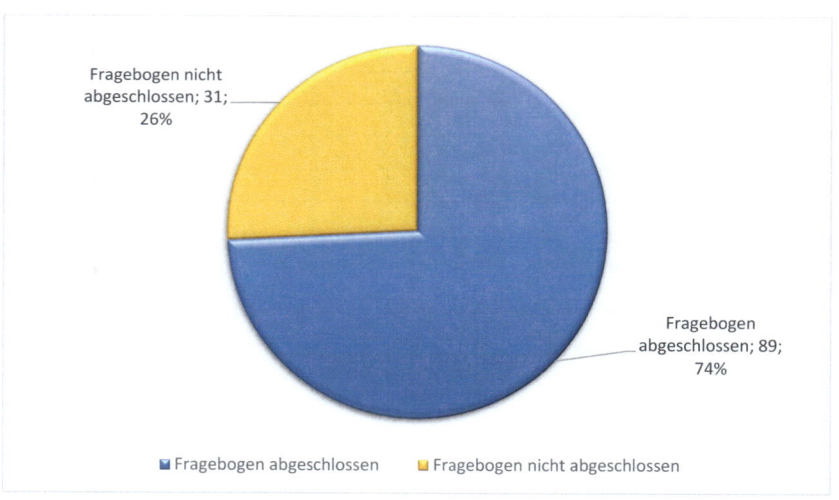

Abbildung 2: Gesamtübersicht Fragebögen nicht/abgeschlossen (n=120)

Weiter unterteilt wurden die 89 TN in einen TN mit diversem Geschlecht, dazu 23 Frauen und 19 Männer der AG1, also 43 TN. 34 TN der AG2, genauer 16 Frauen und 18 Männer. Weiters sieben Frauen und fünf Männer, also zwölf TN der AG3 (s. Abb. 3). 23 TN kamen aus dem PLZ-Gebiet „10243", 22 TN aus „10245", 25 TN aus „10247" und 19 TN aus „10249".

Die Gruppe IH1 setzte sich aus drei TN der AG1, aus fünf TN der AG2 und aus zwei TN der AG3, also insgesamt zehn TN, zusammen. Sie wird ab 4.1 ff. jeweils in Bezug zu AG1-3 gestellt und gesondert hervorgehoben.

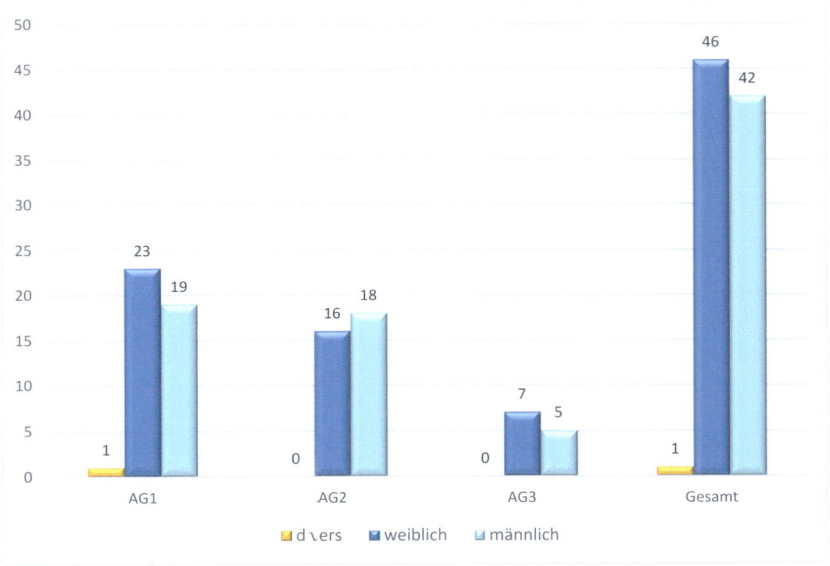

Abbildung 3: Gesamtübersicht Anzahl vollendete Fragebögen, Unterteilung in d/w/m und AG1,2,3 und AG1-3 (AG1 n=43, AG2 n=34, AG3 n=12, Gesamt n=89)

4.2 Vorwissen und letzter Erste-Hilfe-Kurs der Stichprobe (Q2, Q6)

Von den 89 TN haben 11,24 % (10) der TN (IH1) innerhalb des letzten Jahres und 15,73 % (14) der TN innerhalb der letzten 1-3 Jahre an einem Erste-Hilfe-Kurs teilgenommen. Bei 66,29 % (59) der TN war der letzte Erste-Hilfe-Kurs länger als drei Jahre her. 5,62 % (5) der TN gaben an, noch nie an einem Erste-Hilfe-Kurs teilgenommen zu haben. 1,12 % (1) der TN gaben „weiß ich nicht" als Antwortmöglichkeit an.

Sieht man sich die Auswertung der verschiedenen AG an, hatten in AG1 6,98 % (3) der TN innerhalb des letzten Jahres einen Erste-Hilfe-Kurs absolviert. 16,28% (7) „innerhalb der letzten 1-3 Jahre". Bei 72,09% (31) ist der Erste-Hilfe-Kurs „länger als drei Jahre her". 4,65% (2) gaben an, „noch nie" an einem Erste-Hilfe-Kurs teilgenommen zu haben. Mit 14,71 % (5) bzw. 16,67 % (2) „innerhalb des letzten Jahres",

33

mit 14,71 % (5) bzw. 16,67 % (2) „innerhalb der letzten 1-3 Jahre" und 61,67 % (21) bzw. 58,33 % (7) „länger als 3 Jahre her". „Noch nie" gaben 5,88 % (2) der 50-60-jährigen TN bzw. 8,33 % (1) der 60-70-jährigen TN als Antwort an (s. Abb. 4).

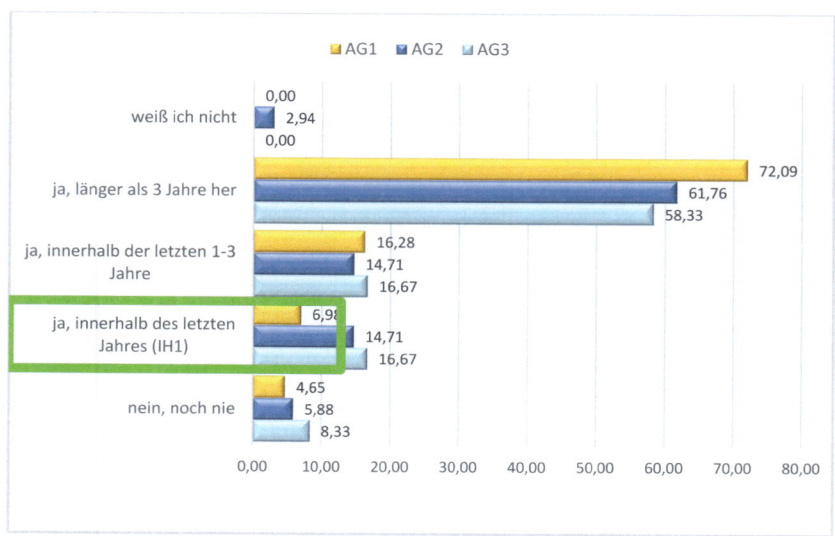

Abbildung 4: Angaben zum letzten Erste-Hilfe-Kurs, aufgeteilt in AG1, Ag2, Ag3; in „grün" hervorgehoben IH1; Angaben in %

4.3 Kenntnisstand der Stichprobe

4.3.1 Herzkreislaufstillstand erkennen, versorgen und AED anwenden (Q7-Q10)

HKS erkennen und versorgen (Q7)

In Frage Q7 wurden die TN gefragt, ob sie sich in der Lage sehen einen HKS zu erkennen und diesen versorgen zu können. Von 43 befragten Personen in der AG1 gaben 23,26 % (10) der TN an, einen HKS erkennen und (in Form einer Basisreanimation) primär versorgen zu können. Mit „nein" antworteten 37,21 % (16) und mit „weiß ich nicht" 39,53 % (17) der TN.

Von 34 TN in der AG2 beantworteten 32,35 % (11) diese Frage mit „ja". 20,59 % (7) beantworteten diese Frage mit „nein" und 47,06 % (16) mit „weiß ich nicht".

In der AG3 antworteten von insgesamt zwölf TN 33,33 % (4) mit einem „ja", 16,67 % (2) mit „nein" und 50 % (6) der TN mit „weiß ich nicht".

Im Durchschnitt über alle Altersgruppen kam man so auf 28,09 % (25) für „ja", 28,09 % (25) für „nein" und 43,82 % (39) für „weiß ich nicht". Mit 28,26 % (13) „ja"-Antworten bei den Frauen und 28,57 % (12) „ja"-Antworten bei den Männern ist die Quote hier nahezu identisch. Im Durchschnitt beantworteten 28,09 % (25) der TN diese Frage mit „ja". Im direkten Vergleich dazu beantwortete die Gruppe IH1 diese Frage zu 90,00 % (9) mit „ja" (s. Abb. 5).

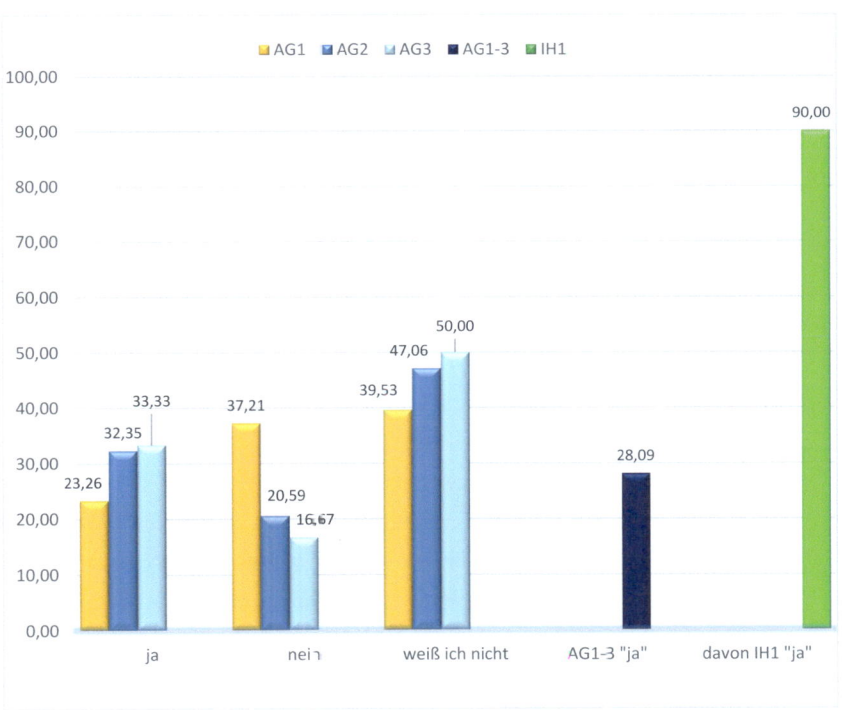

Abbildung 5: HKS erkennen und versorgen der AG1-3 im Vergleich zu IH1 (AG1 n=43; AG2 n=34; AG3 n=12; AG1-3 n=89; IH1 n=10); Angaben in %

Zusatzfrage HKS erkennen/ Durchführung Basisreanimation: Wieso nicht? (Q8)

Weiterführend wurden die TN mit „nein"- und „weiß ich nicht"-Antworten zu den Gründen ihrer Unsicherheit befragt. Dies betraf insgesamt 64 TN. Mit 85,4 % (55) wurde „fehlendes Wissen" am häufigsten angegeben. Mit 57,81 % (37) wurde die „Angst etwas falsch zu machen/ Schaden zuzufügen" als zweithäufigste Ursache angegeben. Auf Platz drei mit 10,94 % (7) rangierte die „Angst vor zivil- oder strafrechtlichen Folgen (bei fehlerhafter Hilfeleistung)". „Ekel" mit 1,56 % (1) belegte den vierten Platz. Keiner der Probanden sah das Helfen gesundheitlich kompromittierter Menschen als alleinige „Aufgabe des Rettungsdienstes/ Feuerwehr" (s. Abb. 6).

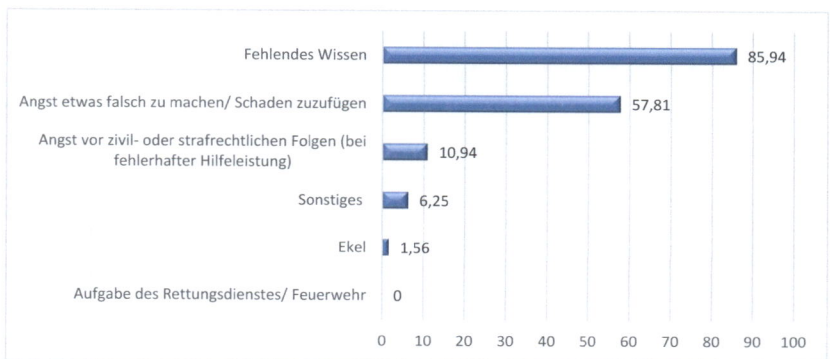

Abbildung 6: Gründe für eine vorhandene Unsicherheit beim Erkennen und Versorgen eines HKS; Angaben in % (n=64)

AED kennen und verwenden (in Theorie und Praxis) (Q9,10)

Von 43 TN in der AG1 gaben 76,74 % (33) an zu wissen was ein AED ist. Davon gaben 42,42 % (14) an in Theorie und 9,10 % (3) in Theorie und Praxis geschult zu sein. 85,29 % (29) der AG2 beantworteten diese Frage mit „ja". Davon wiederum gaben 20,69 % (6) theoretisches Wissen und 34,48 % (10) theoretisches Wissen und praktische Erfahrung bezüglich der Anwendung zu besitzen, an. In der AG3 bejahten 75,00 % (9) diese Frage. Davon gaben 66,67 % (6) der TN an theoretisches Wissen und 11,11 % (1) theoretisches Wissen und praktische Erfahrung in der Anwendung zu haben.

Der Durchschnitt aller Altersgruppen bei der Frage, ob sie einen AED kennen lag somit bei 79,78 % (71) bei 29,21 % (26) für theoretisches Wissen und bei 15,73 % (14) für theoretisches Wissen und die praktische Anwendung. 50,00 % der Gruppe IH1 gaben an sowohl theoretisches Wissen, als auch praktische Erfahrung im Einsatz eines AED zu besitzen (s. Abb. 7).

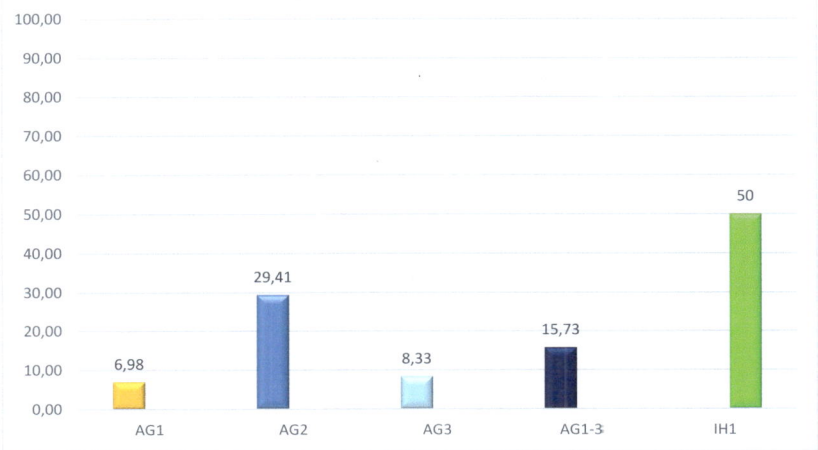

Abbildung 7: AED kennen und verwenden in Theorie/ Praxis der AG1,2,3 und AG1-3 im Vergleich zu IH1 (AG1 n=43, AG2 r=34, AG3 n=12, AG1-3 n=89, IH1 n=10); Angaben in %

4.3.2 Notfallsituationen #1-3 (Q11-16)

Notfallsituation #1 (NS1) (Q11,12)

Bei NS1 ging es um eine auf dem Boden liegende bewusstlose, offensichtlich atmende Person. Die Situation war für die TN sicher. Die richtigen Antwortmöglichkeiten waren hier „Atemwege/Atmung überprüfen", „Stabile Seitenlage" und „112 anrufen". Richtig erkannt von 32,56 % (14) TN in AG1, von 35,29 % (12) der TN in AG2 und von 16,67 % (2) der TN in AG3.

Kumuliert kam man so auf eine Quote von 31,46 % (28) richtigen Antworten in AG1-3. Die Gruppe IH1 kam h er auf 20,00 % (2) richtige Ar tworten.

Notfallsituation #2 (NS2) (Q13,14)

Bei NS2 ging es um eine auf dem Boden liegende Person mit Schnappatmung. Die richtigen Antwortmöglichkeiten waren hier „Atemwege/Atmung überprüfen", „112 anrufen", „Herzdruckmassage beginnen" und „AED herbeiholen lassen". In AG1 wurden 4,65 % (2) richtige Antworten erreicht. AG2 kam mit drei richtigen Antworten auf 8,82 %. In AG3 wurde keine richtige Antwort, somit 0 % (0), gezählt. Über alle AG ergab sich ein Durchschnitt von 5,62 % (5) richtigen Antworten.

Kumuliert ergab sich eine Quote von 5,62 % (5) richtigen Antworten in AG1-3. 10,00 % (1) richtige Antworten waren bei der Gruppe IH1 zu verzeichnen.

Notfallsituation #3 (NS3) (Q15,16)

Bei NS3 ging es um eine auf dem Boden liegende bewusstlose Person, die offensichtlich nicht mehr atmete. Die richtigen Antwortmöglichkeiten waren hier „Atemwege/Atmung überprüfen", „112 anrufen", „Herzdruckmassage beginnen" und „AED herbeiholen lassen. 25,58 % (11) richtige Antworten wurden in AG1 erreicht. AG2 kam mit 15 richtigen Antworten auf 44,12 %. In AG3 wurden 33,33 % (4) richtige Antworten erreicht. Der Durchschnitt aller Altersgruppen lag somit bei 33,71 % (30).

Kumuliert kam man so auf eine Quote von 33,71 % (30) richtigen Antworten in AG1-3. Hier erreichte die Gruppe IH1 60,00 % (6) richtige Antworten.

Im Durchschnitt über NS1-3 erreichte die Gruppe IH1 30,00 % richtige Antworten. AG1-3 lag mit 23,60 % richtigen Antworten etwas darunter (s. Abb. 8).

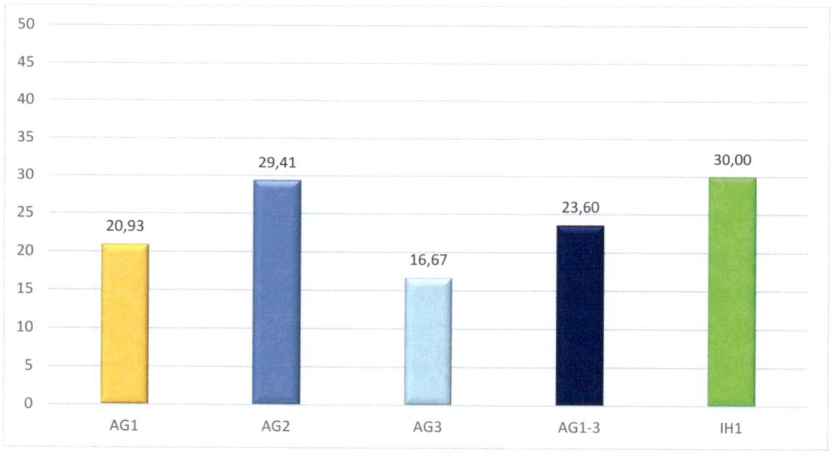

Abbildung 8: Richtige Antworten über NS1-3, im Vergleich AG1, AG2, AG3; kumuliert AG1-3 und IH1 (AG1 n=43, AG2 n=34, AG3 n=12, AG1-3 n=89, IH1 n=10); Angaben in %

4.3.3 Kenntnisstand Teil 2 (Q17-Q24)

Q17: Mit welchem Verhältnis von Brustkompressionen zu Beatmungen würden Sie idealerweise und nach geltenden internationalen Standards reanimieren?

Die richtige Antwort bei Frage Q17 war „30:2". 34,88 % (15) der 40-50-jährigen TN, 38,24 % (13) der 50-60-jährigen TN und 58,33 % (7) der 60-70-jährigen TN beantworteten diese Frage richtig. Im Durchschnitt über AG1-3 richtig beantwortet von 39,33 (35) der TN. Die Gruppe IH1 erreichte hier 70,00 % (7) richtige Antworten.

Eine weiterführende Ausführung bezüglich Änderungen aufgrund der andauernden –COVID-19-Pandemie findet sich im Diskussionsteil dieser Arbeit.

Q18: Mit welcher Frequenz würde Sie Drücken? (Kompressionen pro Minute)

Die richtige Antwort bei Frage Q18 war „100-120/Min.". Richtig beantwortet von 25,58 % (11) in der Altersgruppe der 40-50-jährigen TN, von 35,29 % (12) in der Altersgruppe der 50-60-jähriger TN und von 8,33 % in der Altersgruppe der 60-70-jährigen TN. Im Durchschnitt über AG1-3 richtig beantwortet von 26,97 % (24) der TN. Die Gruppe IH1 erreichte hier 60,00 % (6) richtige Antworten.

Q19: Wie tief muss der Brustkorb für eine effektive Reanimation beim Erwachsenen eingedrückt werden?

Bei Frage Q19 war „5-6 cm" als richtige Antworten auszuwählen. Die Gruppe der 40-50-jährigen TN kam hierbei auf 4,65 % (2) richtige Antworten, 11,76 % (4) wurden in der der Gruppe der 50-60-jährigen und 8,33 % (1) in der Gruppe der 60-70-jährigen erreicht. Im Durchschnitt über AG1-3 richtig beantwortet von 7,87 % der TN. Die Gruppe IH1 erreichte hier 10,00 % (1) richtige Antworten.

Q20: Ist es hilfreich im Zweifel nur zu drücken und nicht zu Beatmen? (Änderung bezüglich SARS-CoV-2, siehe Zusatzinformationen)

Die richtige Antwort bei Frage Q20 war „ja". Diese Frage wurde von 46,51 % (20) der 40-50-jährigen TN, von 64,71 % (22) der 50-60-jährigen TN und von 50 % (6) der 60-70-jährigen TN richtig beantwortet. Im Durchschnitt über AG1-3 richtig beantwortet von 56,18 % (50) der TN. Die Gruppe IH1 erreichte hier 70,00 % (7) richtige Antworten.

Q21: Die richtige Reihenfolge bei der Durchführung einer Laienreanimation ist…?

Die richtige Reihenfolge bei Frage Q21 war „1. Prüfen, 2. Rufen, 3. Drücken". Dies wurde von 37,21 % (16) der 40-50-jährigen TN, von 50 % (17) der 50-60-jährigen TN und von 33,33 % (4) der 50-70-jährigen richtig erkannt. Im Durchschnitt über AG1-3 richtig beantwortet von 41,57 % (37) der TN. Die Gruppe IH1 erreichte hier 40,00 % (4) richtige Antworten.

Q22: Nach welcher Zeit fangen Gehirnzellen bei einem Herzkreislaufstillstand an abzusterben?

Bei Frage Q22 war „3-5 Min." als richtig zu deklarieren. Richtig ausgewählt von 51,16 % (22) der TN in AG1, von 47,06 % (16) der TN in AG2 und von 16,67 % (2) der TN in der AG3. Im Durchschnitt über AG1-3 richtig beantwortet von 44,94 % (40) der TN. Die Gruppe IH1 erreichte hier 50,00 % (5) richtige Antworten.

Q23: Wie lange braucht die Berliner Feuerwehr im Durchschnitt zu einem Notfalleinsatzort?

Bei Frage Q23 war „10-11 Min." gefragt. Richtig benannt von 30,23 % (13) der AG1, von 38,24 % (13) der AG2 und von 33,33 % (4) der AG3. Im Durchschnitt über AG1-3 richtig beantwortet von 33,71 % der TN. Die Gruppe IH1 erreichte hier 30,00 % (3) richtige Antworten.

Q24: Erfüllt ein „Nicht-Helfen" im Notfall den Straftatbestand „unterlassene Hilfeleistung" nach § 323 c StGB?

Bei Frage Q24 war „ja, in manchen Fällen" zu nennen. Richtig gewählt von 48,84 % (21) TN in AG1, von 41,18 % (14) TN in AG2 und von 50 % (6) in AG3. Im Durchschnitt über AG1-3 richtig beantwortet von 46,07 % (41) der TN. Die Gruppe IH1 erreichte hier 30,00 % (3) richtige Antworten.

Gesamtübersicht über alle Fragen und Antworten der AG1-3 in „richtig" und „falsch" Unterteilung s. Abb. 9.

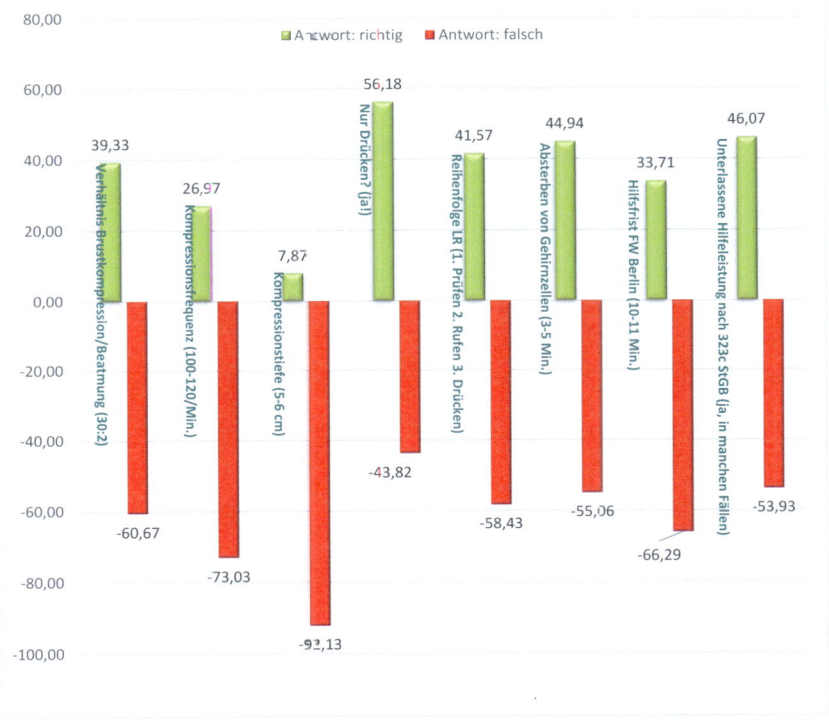

Abbildung 9: Ergebnis Kenntnisstand Teil2 AG1-3, Aufteilung in richtige („grün") und falsche („rot") Antworten, von li. nach re. Q17-23; Angaben in %

Kumuliert erreichte AG1 34,88 % richtige Antworten, während AG2 40,81 % und AG3 32,29 % richtige Antworten erreichte. Über alle AG errechnete sich so ein Durchschnitt von 37,08 % richtigen Antworten. Mit im Durchschnitt 45,00 % richtigen Antworten liegt die Gruppe IH1 etwas darüber (s. Abb. 10).

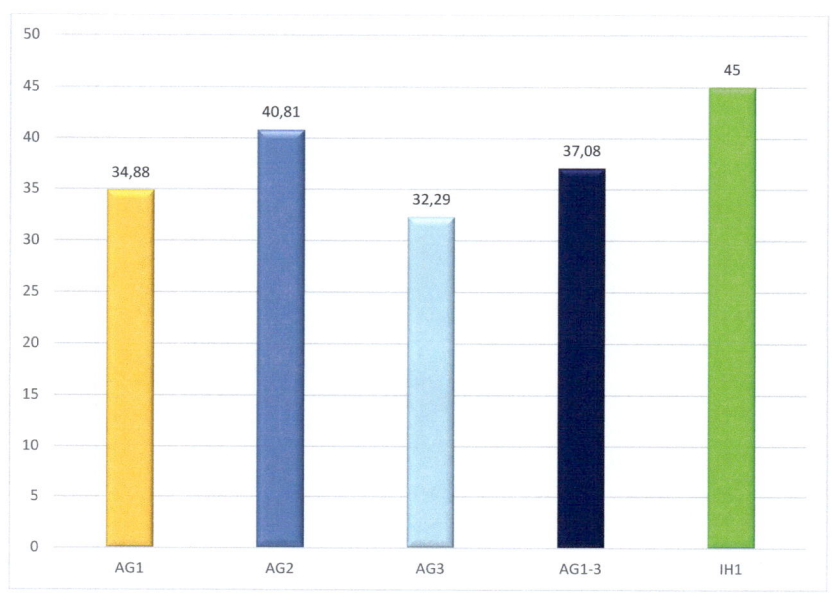

Abbildung 10: Richtige Antworten Q17-23 kumuliert im Vergleich der AG1,2,3, AG1-3, IH1
(AG1 n=43, AG2 n=34, AG3 n=12, AG1-3 n=89, IH1 n=10); Angaben in %

4.4 Bereitschaft zu einer regelmäßigen Fortbildung für Basisreanimation und Erste Hilfe (Q25)

In AG1 waren 88,37 % (38), in AG2 94,12 % (32) und in AG3 100% (12) der TN zu
einer regelmäßigen, z. B. jährlichen (Online-) Fortbildung für LR und Erste Hilfe
bereit. Über alle AG kam man so auf eine Bereitschaft von 92,13 % (82). 3,37 % (3)
der TN verneinten die Bereitschaft zu einer regelmäßigen Fortbildung. 4,49 % (4)
gaben „weiß ich nicht" als Antwort an. Die Gruppe IH1 beantwortet diese Frage zu
90,00% mit „ja" (s. Abb. 11).

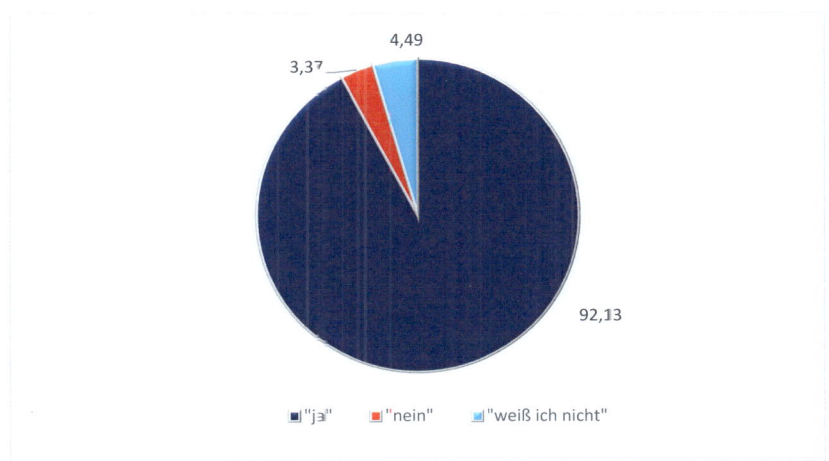

Abbildung 11: Bereitschaft zu einer regelmäßigen Fortbildung für Basisreanimation und Erste Hilfe der AG1-3 (n=89); Angaben in %

5 Diskussion

Die dieser Arbeit zu Grunde liegende Intention war die Erhebung und das Herausstellen von Wissenslücken im Bereich der Ersten Hilfe und der LR einer Bevölkerungsgruppe in Berlin-Friedrichshain sowie die generelle Bereitschaft zu regelmäßigen Erste-Hilfe-Fortbildungen, um eventuelle Kenntnislücken zu schließen.

Die Erwartungshaltung in Bezug auf den Kenntnisstand der untersuchten Stichprobe lag, aufgrund der vorangegangenen Literaturrecherche, bei eher moderatem bis schlechtem Wissen. Jedoch mit der Bereitschaft zu mehr Eigeninitiative bzw. der Bereitschaft zur Teilnahme an regelmäßigen Erste-Hilfe-Fortbildungen, um so den herausgestellten Wissenslücken begegnen zu können. Zusammenfassend lässt sich sagen, dass diese Erwartungen sowohl auf die Kenntnislücken als auch auf die Bereitschaft bestätigt wurden. Das durchschnittliche Wissen ist schlecht. Die Bereitschaft daran etwas zu ändern besteht.

Im Folgenden werden die Ergebnisse der Erhebung und das für das Gewinnen der Daten eingesetzte Verfahren, die Face-to-Face-Befragung, diskutiert. Dabei werden mögliche Limitationen durch die Methodik der Arbeit berücksichtigt und Implikationen für die Praxis und für möglich weiterführende Untersuchungen abgeleitet.

5.1 Bedeutung der Ergebnisse im Hinblick auf die Forschungsfragen

5.1.1 Kenntnisstand der 40 bis 70-jährigen Bevölkerung in Berlin-Friedrichshain

Mit jeweils ca. 1/3 richtigen Antworten sind die Ergebnisse bei NS1 und NS3 nahezu deckungsgleich. Bei NS2 wird die sog. Schnappatmung, wie in der Literatur beschrieben, von Laien oft nicht als lebensbedrohlicher Zustand erkannt und ein damit einhergehender HKS nicht als solcher adressiert [57]. Dies deckt sich mit den Ergebnissen dieser Untersuchung insofern, als dass die Schnappatmung in NS2 nur von 5,62 % (5) der 89 TN als solche identifiziert und darüber hinaus, theoretisch, die richtigen Maßnahmen eingeleitet wurden. Wird dabei bedacht, dass die

44

Schnappatmung in bis zu 40 % aller OHCA zu beobachten ist [58] wird deutlich, dass mit einem verstärkten Fokus auf eine verbesserte und fundiertere Ausbildung zu agonalen Atemmustern additiv zum Reanimations-Training viel gewonnen werden kann.

Um den IST-Kenntnisstand der Stichprobe zu ergründen, wurden in „Kenntnisstand Teil 2" des Fragebogens spezielle Fragen zur LR gestellt. Zusammenfassend ist das Abschneiden mit 37,08 % richtigen Antworten über alle AG hinweg als ausbaufähig zu bezeichnen. Positiv ist, dass immerhin 56,18 % der TN wissen, dass „nur Drücken" im Zweifel ausreichend ist, zeigt jedoch zeitgleich, dass hier noch viel Aufklärungsarbeit geleistet werden muss.

Auf der Taschenkarte „Zusatzinformationen Laienreanimation" wird darauf verwiesen, das aktuelle Guidelines des German Resuscitation Council aufgrund von SARS-CoV-2 verstärkt auf eine Basisreanimation mit ausschließlich Brust-kompressionen hinweisen, um die Gefahr einer Ansteckung bei der Atemspende zu minimieren. Jedoch mit der Implikation im engeren Familien/- u. o. Freundeskreis und gerade bei Kindern, Atemspenden zu erwägen, da hier das „Neuansteckungs-risiko" gering erscheint [59]. Bezieht man die vormals genannten Daten aus Schweden mit ein [60], so wird deutlich, welch positiven Einfluss ein „nur Drücken"-Algorithmus auf die Bereitschaft der Bevölkerung für eine konsequentere Durchführung von LR haben kann.

Die Frage nach dem Absterben von Gehirnzellen („3-5 Minuten") [61] in Verbindung mit der real erreichten Hilfsfrist der Berliner Feuerwehr 2019 („10-11 Minuten") [62] zielte lediglich darauf ab, den TN die Signifikanz der LR im Ernstfall deutlich zu machen und darf wohl eher als „nice to know" bezeichnet werden. Sie wird deswegen nicht weiter gewertet.

28,09 % (25) der TN haben die Frage nach der „unterlassenen Hilfeleistung nach § 323 c StGB" mit „weiß ich nicht" oder „nein, niemals" beantwortet. Um hier Unsicherheit zu nehmen, sollte in Erste-Hilfe-Kursen verstärkt darauf aufmerksam gemacht werden, dass ein „Helfen" mit den richtigen Intentionen niemals sanktioniert werden würde. Ein „Nichthelfen" dagegen kann im Ernstfall durchaus strafbar sein und mit Regress-ansprüchen geahndet werden wie der unter 2.4 beschriebene Fall des verletzten, hilflosen Herren in einer Bank im Jahr 2016 zeigt [63].

5.1.2 HKS erkennen, AED anwenden, letzter Erste-Hilfe-Kurs und damit verbundene Auswirkungen auf den Kenntnisstand

Die Frage nach dem letzten Erste-Hilfe-Kurs zielte darauf ab, einen Zusammenhang zwischen besserem Abschneiden in der folgenden Befragung und einem, innerhalb des letzten Jahres, besuchten Erste-Hilfe-Kurs nachweisen zu können.

Zu beobachten ist, dass ein fortgeschrittenes Lebensalter, eher mit dem Interesse und dem Willen zu einem besseren Ausbildungsstand einhergeht als ein tendenziell jüngeres Lebensalter. So sind AG2 und AG3 mit 14,71 % (5) bzw. 16,67 % (2) besuchten Kursen innerhalb des letzten Jahres ungefähr gleichauf, während AG1 mit 6,98 % (3) deutlich schlechter abschneidet. Zu erklären wäre dies ggf. mit einer höheren Inzidenz jedweder Krankheit mit steigendem Lebensalter, einem steigenden Bewusstsein für die eigene Verletzlichkeit und einer daraus resultierenden steigenden intrinsischen Motivation dieser Verletzlichkeit besser begegnen zu können.

Darüber hinaus erreichten die TN der Gruppe IH1 im Fragebogenteil NS1-3 einen Wert von 30,00 % richtigen Antworten, wohingegen die TN der AG1-3 kumuliert nur auf einen Wert von 23,60 % richtigen Antworten kamen. Ähnlich fällt der Unterschied zwischen IH1 mit 45,00 % und AG1-3 mit 37,08 % richtigen Antworten bei den Fragen Q17-Q24 zum Kenntnisstand Teil 2 aus.

Besonders deutlich zeigte sich ein Unterschied bei den Fragen „HKS erkennen und versorgen" und „AED kennen und anwenden". So sahen sich von den 89 TN in AG1-3, nur 28,09 % (25) in der Lage einen HKS zu erkennen und in Form einer Basisreanimation versorgen zu können, während die TN der Gruppe IH1 mit 90,00 % (9) „ja"-Antworten ein deutlich größeres Vertrauen in ihre eigenen Fähigkeiten besaßen. 64 TN oder 71,91 % der AG1-3 trauten sich das Erkennen eines HKS nicht zu, oder waren sich unsicher. In dieser Gruppe waren „fehlendes Wissen" mit 85,94 % (55) und die „Angst etwas falsch zu machen" mit 57,81 % (37) die führenden Gründe, die hier zu Unsicherheit und einer damit verbundenen hypothetisch schlechteren Versorgung eines Patienten mit HKS und somit zu einem wesentlich schlechteren Outcome für den Patienten führten. Dies deckt sich mit vergangenen Untersuchungen [64,65] und zeigt, wie wichtig es ist, dem Laien die Angst vor einer hypothetisch falsch durchgeführten Maßnahme zu nehmen. Dem Gedankengang „Wer nichts macht, macht nichts falsch", muss hier mit allen Mitteln

46

entgegengetreten werden. Einen AED kennen und praktisch anwenden trauten sich 15,73 % (14) TN der AG1-3 zu, während die TN der Gruppe IH1 mit 50,00 % deutlich besser abschnitt.

Fällt der Unterschied bei der Abfrage von speziellem Wissen zwischen IH1 und AG1-3 zur Basisreanimation deutlich kleiner aus, als vom Autor erwartet, so ist der Unterschied bei „HKS erkennen und versorgen" und „AED kennen und anwenden" überaus deutlich. Hier scheint eine Korrelation zwischen dem tatsächlichen - durch richtige Antworten festgestellten - Kenntnisstand, dem subjektiv empfundenen Vertrauen in die eigenen Fähigkeiten und einem innerhalb des letzten Jahres besuchten Erste-Hilfe-Kurses zu bestehen.

Diese Erkenntnis ist absolut positiv zu bewerten, fängt doch jede Erstversorgung eines Hilfsbedürftigen mit dem Vertrauen des Laien in seine eigenen Fähigkeiten und der intrinsischen Motivation diese für das Allgemeinwohl einzusetzen, an.

Ein wichtiger Schritt ist hier die bundesweite Verkürzung von EH-Kursen und die Fokussierung auf wesentliche Inhalte und Praxistrainings. Wie unter 2.3.3 beschrieben, gehören hierzu das Erlernen von Wiederbelebungsmaßnahmen, sowie die Schulung am AED und die Versorgung von Wunden. So ist zu hoffen, dass sich durch die Stauchung von 16 UE an zwei Tagen, auf acht UE an einem Tag, mehr TN rekrutieren lassen und diese eher dazu bereit sind ihr Wissen in regelmäßigen Abständen aufzufrischen [66].

5.2 Bereitschaft für eine regelmäßige Fortbildung für Basisreanimation und Erste Hilfe und Aussichten für die Zukunft

Ein Grundgedanke dieser letzten Frage ist die Überlegung, wie sich der Ausbildungsstand der Bevölkerung und damit auch die Quote für LR kurz- bis mittelfristig verbessern lässt.

Die T-CPR, wie in vielen Ländern und so auch in Deutschland praktiziert, ist hier sicherlich als erstes Standbein einer bestmöglichen Versorgung von Patienten mit OHCA zu nennen [67]. Der Leitstellendisponent hat hierbei die Möglichkeit jeden Anrufer bestmöglich anzuleiten und den Ersthelfer bis zum Eintreffen des Rettungsdienstes zu unterstützen. Auch wenn die unter 2.2 angeführten Zahlen ein eher ernüchterndes Bild von der Verbreitung und dem tatsächlich aktiven Einsatz von First-Responder-Systemen im Kampf gegen den OHCA zeichnen [68], sind diese, gerade in Verbindung mit den genannten Apps [69,70,71] zum heutigen Zeitpunkt noch als zweites Standbein zu bezeichnen. Vor allem im ländlichen Bereich mit tendenziell längeren Anfahrtswegen für den Rettungsdienst kann das therapiefreie Intervall so möglichst kurzgehalten werden. Als drittes Standbein ist die möglichst frühe und regelmäßige Ausbildung von Schülern durch bspw. den Klassenlehrer während der Schulzeit zu erwähnen [72]. Nach Ansicht des Autors ist das der beste Weg langfristig und nachhaltig für eine bessere Quote für LR zu sorgen. Dies beinhaltet jedoch, Stand heute, ein grundlegendes Problem. Die Ausbildung findet, wie in 2.4 erwähnt, noch nicht flächendeckend statt [73] und gut ausgebildete Schüler ersetzen durch den natürlichen Lauf der Dinge ältere weniger gut ausgebildete Menschen nur langsam und nach und nach.

Um diesen Zeitraum zu überbrücken, sollte ein nächster weiterführender Ansatz und viertes Standbein die Ausarbeitung und Implementierung eines bundesweiten Kursprogramms zum Erlangen und zur Wiederholung von insgesamt grundlegenden Erste-Hilfe-Kenntnissen, primär jedoch Kenntnissen über die Basisreanimation, sein. Aufgeteilt in einen theoretischen Teil, in kurze Beispielvideos ähnlich den hier im Fragebogen gezeigten und einem Abschlusstest. Vergleichsweise einfach wäre es vermutlich möglich, primär jedem Führerscheinbesitzer anhand des Zentralen Fahrerlaubnisregisters des Kraftfahrtbundesamtes [74], einmal jährlich eine Aufforderung für eine solche Weiterbildung zukommen zu lassen, mit der Option das Programm bei guter Akzeptanz auf alle Erwachsenen Personen in Deutschland auszuweiten. Mit jährlichen Informationsrundschreiben rund um das Thema „Der Plötzliche Herztod" und bspw. einer Gutschrift der Krankenkassen auf den Jahresbeitrag ließe sich ein wachsendes Bewusstsein und ein Anreiz in der Bevölkerung schaffen, diesen Kurs auch tatsächlich zu absolvieren. Die Kosten für ein solches Programm wären durch eine zu erwartende steigende Quote für LR, dadurch geringere Ausgaben für Menschen mit OHCA und ROSC in Krankenhäusern und Reha-Einrichtungen bzw. im Gesundheitswesen allgemein und einen daraus resultierenden geringeren Verlust von Arbeitskräften zu refinanzieren. Der Vorschlag von *Malsy/Leberle/Graf* für eine regelmäßige Auffrischung in Wiederbelebungsmaßnahmen für alle Führerscheinbesitzer alle fünf Jahre [75] greift nach Ansicht des Autors dieser Arbeit und nach den vorliegenden Ergebnissen zu kurz, da mit dieser Arbeit ein direkter Zusammenhang zwischen dem Absolvieren eines Erste-Hilfe-Kurses innerhalb des letzten Jahres und einem besseren Abschneiden in allen Fragebereichen gezeigt werden konnte. Zu diskutieren wäre, ob ein Zyklus von z. B. fünf Jahren für Personen ausreichend ist, wenn diese in der Schule bereits regelmäßige Trainings durchlaufen haben, bzw. regelmäßig sehr gute Ergebnisse bei der jährlichen Fortbildung erreichen.

5.3 Methodenkritik und Limitationen

Als Kritikpunkt dieser Arbeit kann sicherlich die Auswahl des PLZ-Bereiches Berlin-Friedrichshain gesehen werden. Auch wenn diese Daten kein Bestandteil der vorliegenden Ausarbeitung sind, kann, nach Ansicht des Autors, grundsätzlich davon ausgegangen werden, dass es sich aufgrund der gewählten Stadt sowie insbesondere des populären Stadtteils mit tendenziell überdurchschnittlich hohen Mieten, bei der Stichprobe um Menschen mit einem höheren Pro-Kopf-Einkommen und daraus abzuleiten auch höherem Bildungsstand handelt, als es dem Bundesdurchschnitt entspricht. Um dies genauer darstellen zu können, wäre eine Abfrage des Bildungsstands sinnvoll gewesen. Gerade ein gehobener Bildungsstand hat in einer früheren Forsa-Untersuchung zu einer höheren Bereitschaft für die Durchführung von Wiederbelebungsmaßnahmen durch Laien bei einem OHCA geführt [76]. Ein weiterer BIAS ist die - durch den Befragungsaufbau bedingte – mehr oder weniger subjektive Auswahl der TN. Die Auswahl der TN kann mit solchen Rahmenbedingungen niemals ganz objektiv ablaufen. Wie unter 3.4 beschrieben wurde im Rahmen der Möglichkeiten auf größtmögliche Objektivität bei der Auswahl der TN geachtet.

In der Altersverteilung konnte keine Homogenität erreicht werden. Die Gruppe der Personen zwischen 60 bis 70 Jahren ist deutlich unterrepräsentiert. Es ist anzunehmen, dass dies zum einen in direktem Zusammenhang mit den Geschehnissen um SARS-CoV-2 steht. Allgemein bekannt ist, dass die Wahrscheinlichkeit bei einer Infektion mit SARS-CoV-2 und darauffolgender COVID-19-Erkrankung einen schwereren Verlauf, bis hin zum Tode, zu erleiden, mit zunehmendem Lebensalter deutlich ansteigt und diese Personengruppe tendenziell höher frequentierte Bereiche des öffentlichen Lebens meidet. Da sich die Virus-Problematik vermutlich auch insgesamt auf das Verhältnis von angesprochenen Personen und TN mit einer Quote von nur knapp 10 % ausgewirkt hat, wäre hier zu diskutieren, ob die Variante mit einer reinen Online-Befragung in diesen Zeiten praktikabler gewesen wäre. Da hierbei keine

Möglichkeit besteht, das Antwortverhalten der TN zu kontrollieren und einem „Schummeln" vorzubeugen, wurde von einer Online-Befragung abgesehen.

Zum anderen könnte auch hier die Auswahl des Stadtteils eine Rolle gespielt haben. Laut dem *Amt für Statistik-Berlin-Brandenburg* liegt das Durchschnittsalter für den Stadtteil Friedrichshain-Kreuzberg im Jahr 2020 bei 38,4 Jahren. Friedrichshain-Kreuzberg ist somit der jüngste Stadtteil der Stadt Berlin [77]. Dies wurde bei der Auswahl dieses Stadtteils nicht beachtet. Fraglich ist jedoch, ob die Wahl eines „älteren" Stadtteils aufgrund von COVID-19 zu anderen Ergebnissen geführt hätte. Erfreulicherweise gaben von den zwölf befragten Personen der AG3 100 % der TN an, zu einer regelmäßigen Fortbildung bereit zu sein. Es ist also anzunehmen, dass sich dieser Trend auch bei der Rekrutierung und Befragung größerer Stichproben dieser AG fortsetzen würde.

Ebenfalls ist eine Befragung „unter freiem Himmel" alles andere als eine kontrollierte Umgebung. Zu hinterfragen wäre also, ob die Antworten der TN insofern nicht den realen Kenntnisstand widerspiegeln, da die TN durch Umgebungsgeräusche, andere Passanten und etwaigen Zeitdruck abgelenkt und, zumindest teilweise, zu voreiligen Antworten gedrängt wurden. Dieses Problem ließe sich mit einer Befragung in kontrollierter Umgebung, z. B. in einem geschlossenen Raum, umgehen, führt im Umkehrschluss allerdings zu anderweitigen Komplikationen.

Sicherlich muss auch der Faktor der „sozialen Erwünschtheit", wie in 3.1 erwähnt, erneut genannt werden. Dieser kann bei Fragen, die die Allgemeinheit und die Koexistenz in Gesellschaften betreffen, zu einer falschen Tendenz von Antworten und Handlungen in die vom TN gedacht „bessere" und „gewünschtere" Richtung führen, da direkt befragte Personen tendenziell eher das Gefühl haben im Rahmen sozial erwünschter Normen und Konventionen antworten bzw. handeln zu müssen [78]. Um diesen möglichen Effekten entgegenwirken zu können wurde, wie unter 3.1 erwähnt, jeder TN explizit auf die Anonymität, den damit verbundenen Schutz vor ggf. befürchteten gesellschaftlichen Ausgrenzungen durch andersartige Meinungen und auf die Wichtigkeit einer ehrlichen Aussage hingewiesen. Nach vorangegangen Diskussionen Im Freundes- und Bekanntenkreis ist davon auszugehen, dass das Ergebnis von 92 % Bereitschaft zur Teilnahme an regelmäßigen Erste-Hilfe-Fortbildungen, über alle Alters- und Geschlechtsgruppen hinweg, durchaus mit der Realität übereinstimmt.

6 Schlussfolgerung

Die Laienreanimation gehört nach aktueller Studienlage zu den wichtigsten Faktoren und ist, wenn nicht sogar der entscheidende Faktor für eine erfolgreiche Erstversorgung und ein besseres Outcome für Patienten mit einem Plötzlichen Herztod außerhalb einer medizinischen Einrichtung in Deutschland und weltweit.

Trotz des Wissens um die Bedeutung dieser, vergleichsweise einfach zu erlernenden, Basismaßnahme gab es auf Bundesebene lange Zeit wenig Bestrebungen die Quote für Laienreanimation langfristig und nachhaltig zu erhöhen.

Nach deutschlandweiten Initiativen der letzten zehn Jahre zur Steigerung des Bewusstseins der Kenntnisse der Bevölkerung über Laienreanimation und Erste Hilfe stagniert die Quote nach anfänglich großen Erfolgen bei zuletzt 40 %. Studien weltweit zeigen jedoch, dass ein Großteil der Plötzlichen Herztod zu Hause stattfindet und somit von den in dieser Arbeit untersuchten und adressierten Laien erstversorgt werden könnten, aber allzu oft nicht wird. Während sich aktuelle Forschung in der Regel mit freiwilligen Konzepten zur Awarenesssteigerung auseinandersetzen, sollte man sich doch die Frage stellen, welche Optionen mittelfristig und auf Dauer den größten Erfolg versprechen.

Initiativen in Norwegen, Schweden und Dänemark haben gezeigt, dass flächendeckender Erste-Hilfe-Unterricht für Schüler und aggressive Werbung auf verschiedensten Kanälen erfolgsversprechend sind. Gerade der Erste-Hilfe-Unterricht für Schüler ist - auch nach Ansicht des Autors - die auf lange Sicht nachhaltigste Variante, um die Quote für Laienreanimation dauerhaft zu steigern. Die Empfehlung der Kultusminister in Deutschland aus dem Jahre 2014 von zwei Unterrichtseinheiten Erste-Hilfe-Unterricht pro Jahr in deutschen Schulen ab der siebten Klasse ist hier ein Schritt in die richtige Richtung.

Um jedoch kurz- bis mittelfristig weitere Erfolge verzeichnen zu können, muss ein Umdenken stattfinden. So war es Ziel dieser Arbeit, die Akzeptanz der Bevölkerung, spezieller einer Bevölkerungsgruppe in Berlin-Friedrichshain, für eine regelmäßige jährliche Erste-Hilfe-Fortbildung mit Schwerpunkt Basisreanimation, zu erfragen.

Befragt wurden Personen im Alter von 40 bis 70 Jahren, da Laien häufig Gleichaltrigen helfen, die Zahl der Betroffenen mit steigendem Alter signifikant ansteigt und der volkswirtschaftliche Schaden durch einen Ausfall dieser Personengruppe für Deutschland enorm ist. Nach vorherigem Abfragen des IST-Kenntnisstandes konnte eine fast durchweg positive Resonanz erzielt werden. Der schlechte Kenntnisstand der Stichprobe, deckt sich mit vorangegangen Untersuchungen anderer Forscher und unterstreicht die Aktualität und Dringlichkeit der Thematik. Mit dem Abfragen der Bereitschaft zu einer regelmäßigen Fortbildung von 89 Personen im Alter von 40 bis 70 Jahren in Berlin-Friedrichshain und dem Erreichen einer positiven Quote von 92 % konnte hier Grundlagenforschung betrieben werden. Um auf die Gesamtbevölkerung Deutschlands übertragbare Ergebnisse zu erhalten sollten sich weiterführende Arbeiten mit dem restlichen Stadtgebiet Berlins, bzw. des gesamten Bundesgebiets der Bundesrepublik Deutschland befassen.

Durch eine Art Bonuspunktesystem der Krankenkassen, über das jeder Teilnehmer einer solchen regelmäßigen Fortbildung jährlich einen gewissen Betrag „X" auf seinen Jahresbeitrag gutgeschrieben bekommen könnte und durch andauernde Aufklärungsarbeit über sämtliche mediale Kanäle, kann die Akzeptanz einer solchen Maßnahme weiter gesteigert werden. Die Kombination aus Telefon-CPR durch Leitstellendisponenten, bestehenden First-Responder-Systemen in Kombination mit genannten Apps, Schülertrainings und Fortbildungen, für primär Führerscheinbesitzer und später alle Erwachsenen, ist auf Dauer erfolgsversprechend und sollte mit größten Mühen vorangetrieben werden.

Anmerkungsverzeichnis

[1]   Vgl. Trappe et al., 2015, S. 5

[2]   Trappe et al., 2015, S. 5

[3]   Vgl. Böhmer/Schneider/Wolcke, 2016, S. 3

[4]   Vgl. Merlot, 2012, „Reanimation – Deutsche verweigern Erste Hilfe"

[5]   Vgl. Forsa, 2018, S. 1-3

[6]   Vgl. Malsy/Leberle/Graf, 2018, S. 1-3

[7]   Vgl. Amboss, 2021, „Aufbau des Herzens"

[8]   Vgl. Fertig/Leitz-Schwoerer in: Fertig, 2002, S. 277-279

[9]   Vgl. Wong et al., 2019, S. 6

[10] Deutsche Gesellschaft für Kardiologie – Herz und Kreislaufforschung e.V., 2016, S. 5

[11] Vgl. Deutsche Gesellschaft für Kardiologie – Herz und Kreislaufforschung e.V., 2016, S.5

[12] Vgl. Adabag et al. 2010, S. 5–11

[13] Vgl. Gräsner et al., 2016, S. 7+10

[14] Vgl. Gräsner et al., 2020, S. 221+224

[15] Vgl. Riva et al., 2019, S. 2600

[16] Vgl. Wissenberg et al., 2013, S. 1379+1383

[17] Vgl. Sondergaard et al., 2019, S. 309

[18] Vgl. Linder et al., 2011, S. 1509-1511

[19] Vgl. Seewald et al., 2015, S. 53

[20] Vgl. Wnent et al., 2018, S. 356

[21] Vgl. Fischer et al., 2020, S. 39+91

[22] Vgl. Martens et al., 2014, S. 1753

[23] Vgl. DESTATIS, 2020, „Bevölkerungsstand – Bevölkerung nach Nationalität und Geschlecht"

[24] Vgl. Presseportal, Deutsche Gesellschaft für Anästhesiologie & Intensivmedizin, 2020, „ ‚Wir verspielen eine große Chance' Experten für Wiederbelebung fordern von Politik und Regierungen mehr Unterstützung – Pro Tag erleiden hunderte Menschen einen Herzstillstand"

[25] Fertig, 2002, S. 85

[26] Vgl. Fertig u. Berger in: Fertig, 2002, S. 13+31

[27] Koch u. Kuschinsky in: Mendel, Lüttgen, Biese, Ergänzung 2/1998, S. 1

[28] Vgl. Berliner Feuerwehr, 2020, S 133

[29] Vgl. Fischer et al., 2017, S. 63-64

[30] Vgl. Gässler et al., 2017, S. 62

[31] Vgl. Nishiyama et al. 2019, S. 5

[32] Vgl. Fischer et al., 2020, S. 90-91

[33] Larsen, 2016, S. 629

[34] Vgl. Larsen, 2016, S. 630

[35] Vgl. Perkins et al., 2006, S. 432

[36] Vgl. Arbeiter-Samariter-Bund, 2015, „Erste-Hilfe-Ausbildung – Das ändert sich 2015 – Erste-Hilfe-Kurse werden kürzer"

[37] E-Mailverkehr mit Hr. Andreas Oberhaus, Vorstand (ebwo AöR) [05.08.2020]

[38] Vgl. Björn-Steiger-Stiftung, „In jedem steckt ein Lebensretter – Retten macht Schule in Deutschland"

[39] Vgl. Pressemitteilung Bundesverband Deutscher Anästhesisten, 2014, „Pressemitteilung – Unterricht für die Helden von morgen – 395. Schulausschuss der Kultusministerkonferenz empfiehlt Reanimation als Pflichtthema im Unterricht für Schüler ab der 7. Klasse"

[40] Vgl. Dirks et al., 2019, S.334-337

[41] Vgl. Mobile Retter e. V., 2021, „Mobile Retter – Smartphone-basierte Ersthelfer-Alarmierung"

[42]   Vgl. Meine-Stadt-Rettet, 2021, „Meine Stadt rettet – Werde Ersthelfer und rette Leben!"

[43]   Vgl. CorHelper, 2021, „CORHELPER – Die intelligente Alarmierungsapp für Lebensretter – Eine Initiative von Umlaut"

[44]   Vgl. German Resuscitation Council, 2020, „ ‚World Restart a heart' #worldrestartaheart – Jeder auf der Welt kann ein Leben retten"

[45]   Vgl. European Resuscitation Council, 2012, „Declaration of the European Parliament of 14 June 2012 on establishing a European cardiac arrest awareness week"

[46]   Vgl. Böttiger/Lockey, 2018, S. 489-491

[47]   European Resuscitation Council, 2020, „Jeder auf der Welt kann ein Leben retten"

[48]   Vgl. Deutsche Gesetzliche Unfallversicherung, 2008, S. 11, „Rechtsfragen bei Erster-Hilfe-Leistung durch Ersthelfer"

[49]   Vgl. Allgemeiner Deutscher Automobil-Club, 2005, „Hilfe – wo bleibt die Hilfsbereitschaft?"

[50]   Vgl. Voß, 2017, „Unterlassene Hilfeleistung (§ 323c StGB) – wann bin ich verpflichtet, zu helfen?"

[51]   Vgl. Diekmann, 2006, S. 382-383

[52]   Vgl. Martens et al., 2014, S. 1755

[53]   Vgl. Gräsner et al., 2020, S. 221-224

[54]   siehe E-Mailverkehr mit dem Statistischen Bundesamt Berlin Brandenburg [05.2020]

[55]   Vgl. Berliner Feuerwehr, 2020, S 133

[56]   Youtube, 2020, „TV-/Kinospot Ein Leben retten"

[57]   Vgl. Perkins et al., 2006, S. 432

[58]   Vgl. Perkins et al., 2006, S. 432

[59]   Vgl. German Resuscitation Council, 2020, „Stellungnahme des Deutschen Rates für Wiederbelebung / German Resuscitation Council (GRC) zur Durchführung von Wiederbelebungsmaßnahmen im Umfeld der COVID-19-Pandemie"

[60]   Vgl. Riva et al., 2019, S. 2600

[61]   Vgl. Fertig u. Berger in: Fertig, 2002, S. 13+31

[62] Vgl. Berliner Feuerwehr, 2020, S 133

[63] Vgl. Voß, 2017, „Unterlassene Hilfeleistung (§ 323c StGB) – wann bin ich verpflichtet, zu helfen?"

[64] Vgl. Forsa, 2018, S. 2

[65] Vgl. Malsy/Leberle/Graf, 2018, S. 2

[66] Vgl. Arbeiter-Samariter-Bund, 2015, „Erste-Hilfe-Ausbildung – Das ändert sich 2015 – Erste-Hilfe-Kurse werden kürzer"

[67] Vgl. Fischer et al., 2017, S. 63-64

[68] Vgl. Fischer et al., 2020, S. 91

[69] Vgl. Mobile Retter e. V., 2021, „Mobile Retter – Smartphone-basierte Ersthelfer-Alarmierung"

[70] Vgl. Meine-Stadt-Rettet, 2021, „Meine Stadt rettet – Werde Ersthelfer und rette Leben!"

[71] Vgl. CorHelper, 2021, „CORHELPER – Die intelligente Alarmierungsapp für Lebensretter – Eine Initiative von Umlaut"

[72] Vgl. Björn-Steiger-Stiftung, „In jedem steckt ein Lebensretter – Retten macht Schule in Deutschland"

[73] Vgl. Björn-Steiger-Stiftung, „In jedem steckt ein Lebensretter – Retten macht Schule in Deutschland"

[74] siehe Kraftfahrbundesamt, „Zentrales Fahrererlaubnisregister (ZFER)"

[75] Vgl. Malsy/Leberle/Graf, 2018, S. 1

[76] Vgl. Forsa, 2018, S. 1

[77] Vgl. Amt für Statistik Berlin-Brandenburg, 2020, S. 5, „Statistischer Bericht – Einwohnerinnen und Einwohner im Land Berlin am 30. Juni 2020 - Grunddaten"

[78] Vgl. Diekmann, 2006, S. 382-383

Literaturverzeichnis

Adabag, Ahmet S.; Luepker, Russell V.; Roger, Véronique L.; Gersh, Bernard J.: Sudden cardiac death: epidemiology and risk factors. In: Nature reviews. Cardiology 7 H. 4 (2010), S. 216–225

Böhmer, Roman; Schneider, Thomas; Wolcke, Benno: Reanimation exakt. Aktueller Überblick für Klinik, Rettungsdienst und Arztpraxis. 2., erweiterte Auflage Gau-Bischofsheim (2016).

Böttiger, Bernd W.; Lockey, Andrew: „Jeder Mensch – überall auf der Welt – kann ein Leben retten". Mitmachen bei unserer World Restart a Heart-Initiative! In: Notfall + Rettungsmedizin 21 H. 6 (2018), S. 489–491.

Deutsche Gesellschaft für Kardiologie - Herz- und Kreislaufforschung e.V.: Ventrikuläre Arrhythmien und Prävention des plötzlichen Herztodes. 1. Auflage. Grünwald: Börm Bruckmeier (Pocket-Leitlinien), (2016).

Diekmann, Andreas: Empirische Sozialforschung. Grundlagen, Methoden, Anwendungen. (= rororo Rowohlts Enzyklopädie 55551) 17. Aufl., Orig.-Ausg Reinbek bei Hamburg (2007).

Dirks, Burkhard; Wingen, Sabine; Rücker, Gernot; Papaspyrou, Helene; Böttiger, Bernd W.: Modularer Lehrerausbildungskurs des Deutschen Rates für Wiederbelebung (GRC) für den Wiederbelebungsunterricht in Schulen. Positionspapier des GRC nach der Empfelung der Deutschen Kultusministerkonferenz und dem aktuellen GRC-Mustercurriculum. In: Notfall + Rettungsmedizin 22 H. 4 (2019), S. 334–338.

Fertig, Bernd (Hrsg.): Strategien gegen den plötzlichen Herztod. Ausbildung und Praxis der kardiopulmonalen Reanimation. (= Themenschwerpunkt) 4., völlig überarb. und erw. Aufl. Edewecht (2002).

Fischer, Matthias; Lang, Sebastian; Wnent, Jan; Seewald, Stephan; Brenner, Sigrid; Jantzen, Tanja; Bohn, Andreas; Gräsner, Jan-Thorsten: Abstracts der 13. Wissenschaftlichen Arbeitstage Notfallmedizin. Laien- und Telefon-CPR verkürzen das reanimationsfreie Intervall und steigern das Langzeitüberleben - Eine Analyseaus dem Deutschen Reanimationsregister. In: Anästhesiologie und Intensivmedizin 58: WATN 2017-17 (2017), S. 63–64.

Fischer, Matthias; Wnent, Jan; Gräsner, Jan-Thorsten; Seewald, Stephan; Brenner, Sigrid; Jantzen, Tarja; Bein, Berthold; Bohn, Andreas; Ristau, Patrick: Jahresbericht des Deutschen Reanimationsregisters - Außerklinische Reanimation 2019. In: Anästhesiologie und Intensivmedizin 61: V89-V93 (2020), S. 89–93.

Gässler, Holger; Kulla, Martin; Hossfeld, Björn; Lampl, Lorenz; Helm, Matthias: Abstracts der 13. Wissenschaftlichen Arbeitstage Notfallmedizin. Laienreanimation - so erfolgreich wie erhofft? Ergebnisse eines Luftrettungsstandortes. In: Anästhesiologie und Intensivmedizin 58: WATN 2017-15 (2017), S.62.

Gräsner, Jan-Thorsten; Lefering, Rolf; Koster, Rudolph W.; Masterson, Siobhán; Böttiger, Bernd W.; Herlitz, Johan; Wnent, Jan; Tjelmeland, Ingvild B.M.; Ortiz, Fernando R.; Maurer, Holger; Baubin, Michael; Mols, Pierre; Hadžibegović, Irzal; Ioannides, Marios; Škulec, Roman; Wissenberg, Mads; Salo, Ari; Hubert, Hervé; Nikolaou, Nikolaos I.; Lóczi, Gerda; Svavarsdóttir, Hildigunnur; Semeraro, Federico; Wright, Peter J.; Clarens, Carlo; Pijls, Ruud; Cebula, Grzegorz; Correia, Vitor G.; Cimpoesu, Diana; Raffay, Violetta; Trenkler, Stefan; Markota, Andrej; Strömsöe, Anneli; Burkart, Roman; Perkins, Gavin D.; Bossaert, Leo L.: EuReCa ONE-27 Nations, ONE Europe, ONE Registry: A prospective one month analysis of out-of-hospital cardiac arrest outcomes in 27 countries in Europe. In: Resuscitation 105 (2016), S. 188–195.

Gräsner, Jan-Thorsten; Wnent, Jan; Herlitz, Johan; Perkins, Gavin D.; Lefering, Rolf; Tjelmeland, Ingvild; Koster, Rudolph W.; Masterson, Siobhán; Rossell-Ortiz, Fernando; Maurer, Holger; Böttiger, Bernd W.; Moertl, Maximilian; Mols, Pierre; Alihodžić, Hajriz; Hadžibegović, Irzal; Ioannides, Marios; Truhlář, Anatolij; Wissenberg, Mads; Salo, Ari; Escutnaire, Josephine; Nikolaou, Nikolaos; Nagy, Eniko; Jonsson, Bergthor S.; Wright, Peter; Semeraro, Federico; Clarens, Carlo; Beesems, Steffie; Cebula, Grzegorz; Correia, Vitor H.; Cimpoesu, Diana; Raffay, Violetta; Trenkler, Stefan; Markota, Andrej; Strömsöe, Anneli; Burkart, Roman; Booth, Scott; Bossaert, Leo: Survival after out-of-hospital cardiac arrest in Europe - Results of the EuReCa TWO study. In: Resuscitation 148 (2020), S. 218–226.

Homrighausen, Karsten; Haupt, Jan-Boris; Friedrichs, Andreas: Feuerwehr Berlin - Jahresbericht 2019 (2020).

Koch, Bernhard; Kuschinsky, Beate: Hilfsfrist im Rettungsdienst. Die Hilfsfrist im Rettungsdienst in der präklinischen Notfallversorgung als Grundlage der rettungsdienstlichen Konzeption. In: Handbuch des Rettungswesens (1998).

Larsen, Reinhard (Hrsg.): Anästhesie und Intensivmedizin für die Fachpflege. Berlin, Heidelberg (2016).

Lindner, Thomas W.; Søreide, Eldar; Nilsen, Odd B.; Torunn, Mathiesen W.; Lossius, Hans M.: Good outcome in every fourth resuscitation attempt is achievable--an Utstein template report from the Stavanger region. In: Resuscitation 82 H. 12 (2011), S. 1508–1513.

Malsy, Manuela; Leberle, Richard; Graf, Bernhard: Germans learn how to save lives: a nationwide CPR education initiative. In: International journal of emergency medicine 11:9 H. 1 (2018), S. 1-4.

Martens, Eimo; Sinner, Moritz F.; Siebermair, Johannes; Raufhake, Carsten; Beckmann, Britt M.; Veith, Stefan; Düvel, Dieter; Steinbeck, Gerhard; Kääb, Stefan: Incidence of sudden cardiac death in Germany: results from an emergency medical service registry in Lower Saxony. In: Europace : European pacing, arrhythmias, and cardiac electrophysiology : journal of the working groups on cardiac pacing, arrhythmias, and cardiac cellular electrophysiology of the European Society of Cardiology 16 H. 12 (2014), S. 1752–1758.

Nishiyama, Chika; Kitamura, Tetsuhisa; Sakai, Tomohiko; Murakami, Yukiko; Shimamoto, Tomonari; Kawamura, Takashi; Yonezawa, Takahiro; Nakai, Shohei; Marukawa, Seishiro; Sakamoto, Tetsuya; Iwami, Taku: Community-Wide Dissemination of Bystander Cardiopulmonary Resuscitation and Automated External Defibrillator Use Using a 45-Minute Chest Compression-Only Cardiopulmonary Resuscitation Training. In: Journal of the American Heart Association 8 H. 1 (2019), e009436.

Perkins, Gavin D.; Walker, Gemma; Christensen, Katie; Hulme, Jonathan; Monsieurs, Koenraad G.: Teaching recognition of agonal breathing improves accuracy of diagnosing cardiac arrest. In: Resuscitation 70 H. 3 (2006), S. 432–437.

Riva, Gabriel; Ringh, Mattias; Jonsson, Martin; Svensson, Leif; Herlitz, Johan; Claesson, Andreas; Djärv, Therese; Nordberg, Per; Forsberg, Sune; Rubertsson, Sten; Nord, Anette; Rosenqvist, Mårten; Hollenberg, Jacob: Survival in Out-of-Hospital Cardiac Arrest After Standard Cardiopulmonary Resuscitation or Chest Compressions Only Before Arrival of Emergency Medical Services: Nationwide Study During Three Guideline Periods. In: Circulation H. 139 (2019), S. 2600–2609.

Seewald, Stephan; Wnent, Jan; Fischer, Matthias; Bohn, Andreas; Messelken, Martin; Jantzen, Tanja; Gräsner, Jan-Thorsten: Abstracts der 11. Wissenschaftlichen Arbeitstage Notfallmedizin. Langzeitentwicklung der Laienreanimation in Deutschland - Daten aus dem Deutschen Reanimationsregister. In: Anästhesiologie und Intensivmedizin 56: WATN 2015-24 (2015), S. 53.

Sondergaard, Kathrine B.; Wissenberg, Mads; Gerds, Thomas A.; Rajan, Shahzleen; Karlsson, Lena; Kragholm, Kristian; Pape, Marianne; Lippert, Freddy K.; Gislason, Gunnar H.; Folke, Fredrik; Torp-Pedersen, Christian; Hansen, Steen M.: Bystander cardiopulmonary resuscitation and long-term outcomes in out-of-hospital cardiac arrest according to location of arrest. In: European heart journal 40 H. 3 (2019), S. 309–318.

Trappe, Hans-Joachim; Arntz Hans-Richard; Klein, Herman H.; Andresen, Dirk; Frey, Norbert; Simonis, Gregor: DGK Pocket-Leitlinie. Kardiopulmonale Reanimation. Kommentar zu den 2015 European Resuscitation Council Guideline for Resuscitation. Version 2015. Hrsg.: Deutsche Gesellschaft für Kardiologie (DGK) Grünwald (2015).

Wissenberg, Mads; Lippert, Freddy K.; Folke, Fredrik; Weeke, Peter; Hansen, Carolina M.; Christensen, Erika F.; Jans, Henning; Hansen, Poul A.; Lang-Jensen, Torsten; Olesen, Jonas B.; Lindhardsen, Jesper; Fosbol, Emil L.; Nielsen, Søren L.; Gislason, Gunnar H.; Kober, Lars; Torp-Pedersen, Christian: Association of national initiatives to improve cardiac arrest management with rates of bystander intervention and patient survival after out-of-hospital cardiac arrest. In: JAMA 310 H. 13 (2013), S. 1377–1384.

Wnent, Jan; Gräsner, Jan-Thorsten; Seewald, Stephan; Brenner, Sigrid; Jantzen, Tanja; Fischer, Matthias; Jakisch Barbara; Bohn, Andreas: Jahresbericht. Außerklinische Reanimation 2017 des Deutschen Reanimationsregisters. In: Anästhesiologie und Intensivmedizin 59:355-357 (2018), S. 355–357.

Wong, Christopher X.; Brown, Alex; Lau, Dennis H.; Chugh, Sumeet S.; Albert, Christine M.; Kalman, Jonathan M.; Sanders, Prashanthan: Epidemiology of Sudden Cardiac Death: Global and Regional Perspectives. In: Heart, lung & circulation 28 H. 1 (2019), S. 6–14.

Internetquellen

Arbeiter-Samariter-Bund (2015): „Erste-Hilfe-Ausbildung – Das ändert sich 2015:
    Erste-Hilfe-Kurse werden kürzer" (Pressemeldung) in https://asb.de/news/
    archiv/erste-hilfe-kurse-werden-kuerzer [zuletzt abgerufen: 26.01.2021]

Amboss (2020): „Aufbau des Herzens. Steckbrief" in https://www.amboss.com/de/
    wissen/Aufbau_des_Herzens [zuletzt abgerufen: 26.01.2021]

Allgemeiner Deutscher Automobil-Club München (2005): „Hilfe – wo bleibt die
    Hilfsbereitschaft?" in https://www.adac.de/_mmm/pdf/signale_07_05_45185.pdf
    [zuletzt abgerufen 26.01.2021]

Amt für Statistik Berlin-Brandenburg (2020): „Statistischer Bericht – Einwohnerinnen und
    Einwohner im Land Berlin am 30. Juni 2020" in https://www.statistik-berlin-brandenburg.de/
    publikationen/stat_berichte/2020/SB_A01-05-00_2020h01_BE.pdf [zuletzt abgerufen:
    26.01.2021]

Berufsverband Deutscher Anästhesisten, Deutsche Gesellschaft für Anästhesie und
    Intensivmedizin, Anästhesie Intensivmedizin Notfallmedizin: „TV-/Kinospot Ein Leben
    retten", Youtube (2020): „TV-/Kinospot Ein Leben retten" in https://www.youtube.com/
    watch?v=uqUcWnYxyW0&list=FUecphW0fNna9c_yZp4_e41w&index=2 [zuletzt
    abgerufen: 26.01.2021]

Björn-Steiger-Stiftung: „In jedem steckt ein Lebensretter. Retten macht Schule in
    Deutschland" in https://www.steiger-stiftung.de/initiativen/kampf-dem-herztod/retten-macht-
    schule [zuletzt abgerufen: 26.01.2021]

Bundesverband Deutscher Anästhesisten (2014): „Pressemitteilung – Unterricht für die
    Helden von morgen – 395. Schulausschuss der Kultusministerkonferenz empfiehlt
    Reanimation als Pflichtthema im Unterricht für Schüler ab der 7. Klasse" in
    https://www.bda.de/docman/alle-dokumente-fuer-suchindex/oeffentlich/aktuelles-1/988-
    unterricht-fuer-die-helden-von-morgen/file.html [zuletzt abgerufen 26.01.2021]

Deutsche Gesetzliche Unfallversicherung e. V. (2008): „Rechtsfragen bei Erster-Hilfe-Leistung
    durch Ersthelfer" in https://www.dghm.de/fileadmin/user_upload/Arbeitsschuetzer/
    Fachthemen/Erste_Hilfe/Rechtsfragen_Ersthelfer.pdf [zuletzt abgerufen: 26.01.2021]

Ecorium GmbH Meine-Stadt-Rettet (2021): „Meine Stadt rettet – werde Erst-Helfer und rette
    Leben" in https://www.meine-stadt-rettet.de/ [zuletzt abgerufen 26.01.2021]

European Resuscitation Council (2012): „Declaration of the European Parliament of 14 June
    2012 on establishing a European Cardiac arrest awareness week" in https://www.erc.edu/
    sites/5714e77d5e615861f00f7d18/content_entry58c973e64c84865d39d317f9/590346ee4
    c8486160eb5d070/files/Doc_ERC_2012-0089_European_cardiac_arrest_awareness_
    week_declaration.pdf?1530172390 [zuletzt abgerufen: 26.01.2021]

European Resuscitation Council (2020): „Jeder auf der Welt kann ein Leben retten. Weltweiter Tag der Wiederbelebung" in https://www.erc.edu/sites/5714e77d5e615861f 00f7d18/content_entry58c973e64c84865d39d317f9/5b6037954c848608ec986828/files/ RESTART-A-HEART_2020_A2_pending_de.pdf?1583751341 [zuletzt abgerufen: 26.01.2021]

Forsa, Johanniter-Unfallhilfe e. V. (2018): „Erste Hilfe und Wiederbelebung" in https://docplayer.org/133882888-Erste-hilfe-und-wiederbelebung.html [zuletzt abgerufen: 26.01.2021]

German Resuscitation Council (2020): „Stellungnahme des Deutschen Rates für Wiederbelebung / German Resuscitation Council (GRC) zur Durchführung von Wiederbelebungsmaßnahmen im Umfeld der COVID-19-Pandemie" in https://www.grc-org.de/files/ArticleFiles/document/Stellungnahme%20des%20GRC% 20zu%20CPR%20bei%20Corona%20Januar%202021.pdf [zuletzt abgerufen: 26.01.2021]

German Resuscitation Council (2020): „World Restart a Heart" #worldrestartaheart – Jeder auf der Welt kann ein Leben retten" in https://www.grc-org.de/arbeitsgruppen-projekte/ 10-1-World-Restart-a-Heart-Day [zuletzt abgerufen: 26.01.2021]

Krankfahrtbundesamt Flensburg: „Zentrales Fahrerlaubnisregister (ZFER)", in https://www.kba.de/DE/ZentraleRegister/ZFER/zfer_node.html [zuletzt abgerufen: 26.01.2021]

Mobile Retter e. V. (2021): „Mobile Retter – Smartphone-basierte Ersthelfer-Alarmierung" in https://www.mobile-retter.org/ [zuletzt abgerufen 26.01.2021]

Merlot, Julia (2012): „Reanimation. Deutsche verweigern Erste Hilfe" in https://www.spiegel.de/gesundheit/diagnose/reanimation-nur-15-prozent-leisten-erste-hilfe-laut-dgai-a-855368.html [zuletzt abgerufen: 26.01.2021]

Presseportal, Deutsche Gesellschaft für Anästhesiologie & Intensivmedizin (2020): „Wir verspielen große Chancen" Experten für Wiederbelebung fordern von Politik und Regierung mehr Unterstützung – Pro Tag erleiden hunderte Menschen einen Herzstillstand" in https://www.presseportal.de/pm/70779/4527861 [zuletzt abgerufen: 26.01.2021]

Statistisches Bundesamt Deutschland, DESTATIS (2020): „Bevölkerungsstand – Bevölkerung nach Geschlecht und Staatsangehörigkeit" in https://www.destatis.de/DE/ Themen/Gesellschaft-Umwelt/Bevoelkerung/Bevoelkerungsstand/Tabellen/ zensus-geschlecht-staatsangehoerigkeit-2020.html [zuletzt abgerufen: 26.01.2021]

Umlaut telehealthcare GmbH, CorHelper (2021): „CorHelper – die intelligente Alarmierungsapp für Lebensretter" in https://corhelper.de/ [zuletzt abgerufen 26.01.2021]

Voß, Martin (2017): „Unterlassene Hilfeleistung (§ 323 c StGB) – wann bin ich verpflichtet, zu helfen?" in https://www.anwalt.de/rechtstipps/unterlassene-hilfeleistung-c-stgb-wann-bin-ich-verpflichtet-zu-helfen_116375.html [zuletzt abgerufen: 26.01.2021]

Anhang

VIII.I „Zusatzinformationen Laienreanimation"

Reanimation durch Ersthelfer in Zeiten von COVID-19
PRÜFEN - RUFEN - DRÜCKEN

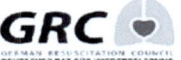

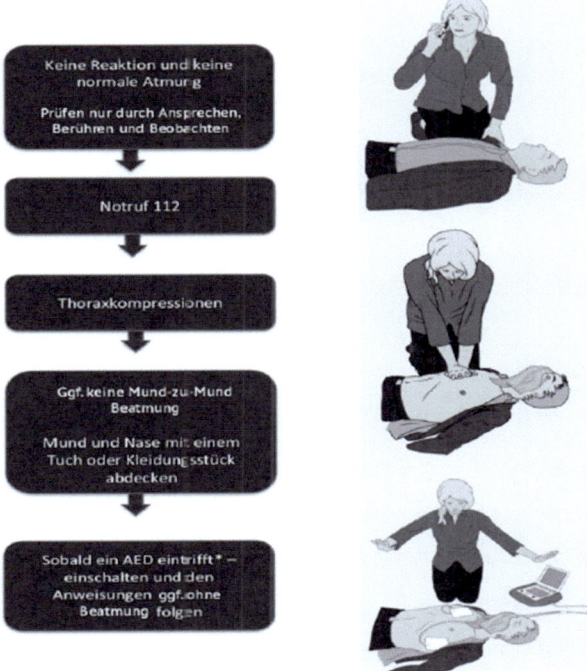

*Der AED soll nur durch einen zweiten Helfer geholt werden, die Herzdruckmassage darf dazu nicht unterbrochen werden.

richtige Antworten:

- ein AED ist ein Gerät, das mit Hilfe von zwei Elektroden, welche auf die nackte Haut des Betroffenen geklebt werden, eine Herzrhythmusanalyse durchführt und bei Bedarf einen starken elektrischen Impuls zum „Resetten" durch das Herz schießt. Speziell für die Anwendung von Laien konzipiert, führt es mit klaren Anweisungen durch eine Reanimation, zu finden häufig an öffentlichen Orten und Plätzen (siehe Link unten)
- Video 1: Bewusstlosigkeit, „Atemwege/Atmung überprüfen + 112 anrufen + stabile Seitenlage"
- Video 2: Schnappatmung, „Atemwege/Atmung überprüfen + 112 anrufen + Herzdruckmassage (+Beatmung), AED herbeiholen (lassen)"
- Video 3: Herzkreislaufstillstand, „Atemwege/Atmung überprüfen + 112 anrufen + Herzdruckmassage (+Beatmung), AED herbeiholen (lassen)"
- Verhältnis Kompressionen/Beatmungen: 30/2
- Frequenz: 100-120/min. („Bee Gees – Stayin alive")
- Effektivität, wie tief Brustkorb eindrücken?: 5-6 cm
- Hilfreich nur zu drücken?: ja!
- Richtige Reihenfolge Laienreanimation: Prüfen, Rufen, Drücken
- Absterben von Gehirnzellen: nach 3-5 Minuten
- Eintreffen Feuerwehr/Rettungsdienst im Schnitt: 10-11 Minuten
- Strafbar durch „Nichthelfen"?: Ja, in manchen Fällen. (Bei „Nichthelfen" Geldstrafe oder Freiheitsstrafe bis zu 1 Jahr)

*zu Seite 1: die meisten Vorfälle ereignen sich zu Hause, enger Kontakt zwischen Laie und Betroffenem im Vorfeld ist wahrscheinlich, das „Neu-Infektionsrisiko" gering, Basis-Reanimation im gängigen 30/2 Rhythmus sollte also erwogen werden

https://www.asb-berlin-nordwest.de/ausbildung/erste-hilfe-kurse.html

https://www.drk-berlin.de/nc/kurse-ausbildung/erste-hilfe/erste-hilfe.html

https://www.grc-org.de/index.php

Hier finden Sie einen AED: https://www.berlin-schockt.de/defi-standorte/karte/

Vielen Dank für Ihre Teilnahme. Bleiben Sie gesund.

VIII.II Fragebogen

Bachelorarbeit – David Nieth

Studie der Deutschen Hochschule für Gesundheit und Sport Berlin

Fragebogen

„Kenntnisse über Basisreanimation und die Bereitschaft zu einer regelmäßigen Erste-Hilfe-Fortbildung einer Bevölkerungsgruppe in Berlin Friedrichshain"

Durchführungszeitraum:

15.09. bis 25.10.2020

Durchführungsorte:

Volkspark Berlin-Friedrichshain, 10249 Berlin

Boxhagener Platz, Grünberger Straße 75, 10245 Berlin

Parkplatz Baumarkt Hellweg, An der Ostbahn 3, 10243 Berlin

Q + Zahl = jeweilige Frage im Fragebogen

Richtige Antwort „x"

Vorabinformationen

Q1

Laienreanimation beschreibt das Einleiten und Weiterführen von Basismaßnahmen zur Wiederbelebung von Menschen mit einem Herzkreislaufstillstand durch einen medizinischen Laien.

Ziel dieser Befragung ist die Identifikation von Wissenslücken der 40 bis 70-jährigen Bevölkerung in Berlin Friedrichshain in Erste-Hilfe-Maßnahmen, spezieller der Basisreanimation. Zeitgleich soll die Bereitschaft zu einer regelmäßigen (z. B. jährlichen) Fortbildung in Basisreanimation und Erste Hilfe erfragt werden.

Die Studie soll durch Aufmerksamkeitsförderung dazu beitragen das Überleben nach einem Herzkreislaufstillstand in Deutschland zu verbessern.

- Der „Plötzliche[..] Herztod ist ein unerwarteter Tod, der bei einer scheinbar gesunden Person innerhalb einer Stunde nach Beginn der Symptome, wenn beobachtet, eintritt."
- Jedes Jahr sterben in Deutschland zwischen 50.000 und 75.000 Menschen am plötzlichen Herztod und seinen Folgen.
- Die Quote für Laienreanimation (Reanimation durch Passanten/Arbeitskollegen/Angehörigen) liegt in Deutschland bei aktuell ca. 40 %, also werden von 100 beobachteten Fällen nur 39 reanimiert.
- ~ 1/3 aller Betroffenen eines plötzlichen Herztodes sind zwischen 40 und 70 Jahren alt.
- Der wirtschaftliche Schaden durch den Verlust von Arbeitskräften durch den plötzlichen Herztod liegt aktuell bei ca. 14 Milliarden Euro pro Jahr, der Schaden für Betroffene ist unermesslich.
- Nach Schätzungen des „German Resuscitation Council" (Deutscher Rat für Wiederbelebung) könnten in Deutschland durch sofortigen Beginn der Wiederbelebungsmaßnahmen jährlich bis zu 10.000 Menschenleben gerettet werden.

Die Bearbeitung dauert ca. 6-10 Minuten. Die Befragung ist anonym. Mit der Teilnahme an diesem Fragebogen stimmen Sie einer Veröffentlichung der anonymisierten Ergebnisse uneingeschränkt zu.
Für ein möglichst aussagekräftiges Ergebnis ist es essenziell, dass Sie jede Frage nach bestem Wissen und Gewissen und ohne Hilfsmittel oder Dritte beantworten.

Demographie

Q2

Haben Sie eine medizinische Vorbildung? (z. B. Betriebssanitäter, Pflegekraft, Rettungsfachpersonal, Arzt, ...)

- o Ja
- o Nein

Q3

Alter:

- o 40-50 Jahre
- o 50-60 Jahre
- o 60-70 Jahre
- o Andere

Q4

Geschlecht:

- o Divers
- o Weiblich
- o Männlich

Q5

Postleitzahl:

- o 10243
- o 10245
- o 10247
- o 10249
- o Andere

Vorwissen

Q6

Haben Sie in der Vergangenheit an einem Erste-Hilfe-Kurs/ Reanimationstraining irgendeiner Art teilgenommen?

- Nein, noch nie
- Ja, innerhalb des letzten Jahres
- Ja, innerhalb der letzten 1-3 Jahre
- Ja, länger als 3 Jahre her
- Weiß ich nicht

Q7

Fühlen Sie sich in der Lage einen Herzkreislaufstillstand zu erkennen und als Ersthelfer in Form einer Basisreanimation zu versorgen?

- Ja
- Nein
- Weiß ich nicht

→ Wenn „nein" oder „weiß ich nicht", dann zu Zusatzfrage „Q8"
→ Wenn „ja" dann zu „Q9"

Q8

Zusatzfrage HKS erkennen/ Durchführung Basisreanimation: Wieso nicht? (Mehrfachnennung möglich)

- Angst etwas falsch zu machen/ Schaden zuzufügen
- Angst vor zivil-strafrechtlichen Folgen (bei fehlerhafter Hilfeleistung)
- Ekel
- Fehlendes Wissen
- Aufgabe des Rettungsdienstes/ Feuerwehr
- Sonstiges (freie Eingabe)

Q9

Wissen Sie was ein sog. AED oder „Automatisierter Externer Defibrillator" ist?

- o Ja
- o Nein

➔ Wenn „ja", dann zu Zusatzfrage „Q10"
➔ Wenn „nein, dann weiter zu „Q11"

Q10

Können Sie einen AED verwenden/anwenden?

- o Nur in der Theorie
- o Theorie und Praxis
- o Nein

Notfallsituationen #1-3

Sie sehen im Folgenden drei kurze Videos zum Thema Laienreanimation und Erste Hilfe.

Q11

Notfallsituation #1:
Sie finden eine hilflose Person vor, die Situation ist für Sie sicher. Welche Maßnahmen ergreifen Sie?

➔ Siehe Video #1 (bewusstlos, offensichtlich atmend)

Q12

Notfallsituation #1: Welche Maßnahmen ergreifen Sie? (Mehrfachnennung möglich)

- o Herzdruckmassage (+Beatmung)
- x Atemwege/Atmung überprüfen
- x Stabile Seitenlage
- x 112 anrufen
- o AED herbeiholen lassen, anlegen und anwenden
- o Weiß ich nicht

Q13

Notfallsituation #2:

Sie finden eine hilflose Person vor, die Situation ist für Sie sicher. Welche Maßnahmen ergreifen Sie?

→ Siehe Video #2 (Schnappatmung)

Q14

Notfallsituation #2: Welche Maßnahmen ergreifen Sie? (Mehrfachnennung möglich)

- x 112 anrufen
- x Herzdruckmassage (+Beatmung)
- o Stabile Seitenlage
- x Atemwege/Atmung überprüfen
- x AED herbeiholen lassen, anlegen und anwenden
- o Weiß ich nicht

Q15

Notfallsituation #3:

Sie finden eine hilflose Person vor, die Situation ist für Sie sicher. Welche Maßnahmen ergreifen Sie?

➜ Siehe Video #3 (bewusstlos, offensichtlich nicht atmend)

Q16

Notfallsituation #3: Welche Maßnahmen ergreifen Sie? (Mehrfachnennung möglich)

- o Stabile Seitenlage
- x Herzdruckmassage (+Beatmung)
- x 112 anrufen
- x Atemwege/Atmung überprüfen
- x AED herbeiholen lasser, anlegen und anwenden
- o Weiß ich nicht

Kenntnisstand, Teil 2

Q17

Mit welchem Verhältnis von Brustkompressionen zu Beatmungen würden Sie idealerweise und nach geltenden internationalen Standards reanimieren?

- o   15/2
- x   30/2
- o   1/1
- o   5/5
- o   2/5
- o   Weiß ich nicht

Q18

Mit welcher Frequenz würden Sie drücken? (Kompressionen pro Minute)

- o   40-60
- o   60-80
- x   100-120
- o   140-160
- o   160-180
- o   Weiß ich nicht

Q19

Wie tief muss der Brustkorb für eine effektive Reanimation beim Erwachsenen eingedrückt werden?

- o   2-3 cm
- o   3-4 cm
- o   4-5 cm
- x   5-6 cm
- o   6-7 cm
- o   Weiß ich nicht

Q20

Ist es hilfreich im Zweifel nur zu drücken und nicht zu Beatmen? (Änderung bezüglich SARS-CoV-2, siehe Zusatzinformationen)

- x Ja
- o Nein
- o Weiß ich nicht

Q21

Die richtige Reihenfolge bei der Durchführung einer Laienreanimation ist:

- o 1.Atmung Prüfen, 2. Drücken, 3. 112 Rufen
- o 1.112 Rufen, 2. Atmung Prüfen, 3. Drücken
- x 1.Atmung Prüfen, 2. 112 Rufen, 3. Drücken
- o 1.Drücken, 2. 112 Rufen, 3. Atmung Prüfen
- o 1.Drücken, 2. Atmung Prüfen, 3. 112 Rufen
- o Weiß ich nicht

Q22

Nach welcher Zeit fangen Gehirnzellen bei einem Herzkreislaufstillstand an abzusterben?

- o Sofort
- x 3-5 Minuten
- o 7-9 Minuten
- o 11-13 Minuten
- o 15-17 Minuten
- o Weiß ich nicht

Q23

Wie lange braucht die Berliner Feuerwehr im Durchschnitt zu einem Notfalleinsatzort?

- o 3-4 Minuten
- o 6-7 Minuten
- x 10-11 Minuten
- o 12-13 Minuten
- o 15-16 Minuten
- o Weiß ich nicht

Q24

Erfüllt ein „Nicht-Helfen" im Notfall den Straftatbestand „unterlassene Hilfeleistung" nach § 323 c StGB?

- o Ja, immer
- x Ja, in manchen Fällen
- o Nein, niemals
- o Weiß ich nicht

Bereitschaft zu einer regelmäßigen Erste-Hilfe-Fortbildung

Q25

Wären Sie zu einer regelmäßigen Fortbildung für Basisreanimation und Erste Hilfe bereit? (z. B. online, jährlich, 30 Minuten)

- o Ja
- o Nein
- o Weiß ich nicht

Abschlussvideo „Ein Leben Retten"

Q26

https://www.youtube.com/watch?v=n9hk8N6n1G4

Vielen Dank für Ihre Teilnahme. Bleiben Sie gesund.